肥胖，健康不能承受之重

——中医"治未病"来支招

主编　郁东海　雷撼　范春香

U0220083

上海科学技术出版社

内 容 提 要

随着社会经济的迅速发展，人民的生活水平不断提高，由于生活方式的变化，肥胖人士也越来越多。肥胖不仅会让人形体改变，还会带来很多疾病，如糖尿病、高血压、血脂代谢异常、高尿酸、痛风、睡眠呼吸暂停综合征、脂肪肝、动脉粥样硬化等，甚至还会引发威胁生命的心脑血管疾病。肥胖已日益成为全球性的健康问题。

本书按照中医"治未病"的规律特点，分为上、中、下三篇，分门别类、条分缕析，用通俗易懂、形象生动的语言，娓娓叙说各种关于肥胖的知识。比如与肥胖相关的各种疾病、对肥胖认识的一些误区、各年龄阶段的人如何减肥及中医中药对于肥胖的各种治疗方法等，同时，解答与肥胖相关的热点问题，以及如何从运动、饮食、中医、心理等各方面科学合理地减肥。本书语言简练，配以生动有趣的图片，既具科学严谨性，又具大众喜闻乐见的可读性；内容丰富，科学实用，可指导肥胖者正确认识肥胖的成因和危害、纠正错误的饮食和生活习惯，在未病阶段做好早期防治，远离肥胖，健康生活。

本书可供广大渴望健康、拒绝肥胖的人士参考阅读。

图书在版编目（CIP）数据

肥胖，健康不能承受之重 ：中医"治未病"来支招 / 郁东海，雷撼，范春香主编. -- 上海 ： 上海科学技术出版社，2022.9
ISBN 978-7-5478-5825-7

Ⅰ. ①肥… Ⅱ. ①郁… ②雷… ③范… Ⅲ. ①医学－人文科学 Ⅳ. ①R-05

中国版本图书馆CIP数据核字(2022)第153824号

本书出版得到上海市浦东新区科技和经济委员会科普专项资助

肥胖，健康不能承受之重——中医"治未病"来支招
主编 郁东海 雷撼 范春香

上海世纪出版(集团)有限公司
上海科学技术出版社 出版、发行
(上海市闵行区号景路159弄A座9F－10F)
邮政编码 201101 www.sstp.cn
上海光扬印务有限公司 印刷
开本 787×1092 1/16 印张 11.25
字数 140 千字
2022 年 9 月第 1 版 2022 年 9 月第 1 次印刷
ISBN 978 - 7 - 5478 - 5825 - 7/R·2576
定价：48.00 元

编委会

序　言

习近平总书记强调："中医药学包含着中华民族几千年的健康养生理念及其实践经验，是中华文明的一个瑰宝，凝聚着中国人民和中华民族的博大智慧。"随着中医药事业的不断发展，中医药学在新时代条件下兼容并蓄、创新发展而形成的生命观、健康观、疾病观、防治观日益深入人心，体现了自然科学与人文科学的融合和统一，蕴含了中华民族深邃的哲学思想。

2016 年 12 月，国务院新闻办公室发布《中国的中医药》白皮书，系统阐述了中医药的历史发展、中国发展中医药的政策措施、中医药的传承与发展、中医药国际交流与合作等。白皮书中突出强调了中医药重视整体、注重"平"与"和"、强调个体化、突出"治未病"等特点。近年来，中医药产业已逐渐成为我国新的经济增长点，中医药专业的在校生超过 75 万人，颁布的各类中医药标准数量显著增长；更令人欣喜的是，屠呦呦凭借"青蒿素"的发现摘得诺贝尔生理学或医学奖，里约奥运会上泳坛名将菲尔普斯身上的拔火罐印记引起广泛关注，中医药在世界上的传播和应用达到 196 个国家和地区，表明中医药的"国际范儿"越来越足。

2007 年，国家中医药管理局制定了《"治未病"健康工程实施方案》，开创性地提出中医"治未病"工作的要求。上海市浦东新区作为"国家中医药发展综合改革试验区"及全国首批"治未病预防保健服务试点地区"，本着改革创新、先行先试的工作理念，按照"保基本、强基层、建机制"的基本原则，积极落实国家要求，探索和开展治未病学科建设。上海市浦东新区浦南医院是全国综合性医院中医药工作示范单位，是浦东新区二级综合性医院"治未病"试点单位。经过多年的奋斗，浦南医院中医科成为浦东新区中西医结合脑病特色学科、浦东新区中西医结合中风病示范康复点、浦东新区脂肪肝重点专病学科、海派中医流派颜氏内科浦东基地、上海中医药大学国际交流教育学院临床基地、上海市（高校）脑卒中护理基地。目前，浦南医院中医科已完成"治未病"平台构建，设有中医"治未病"门诊及综合治疗室，运用中医药汤方、膏方、药膳辨证内服。同时，注重中医特色传统适宜技术如针刺、艾灸、耳穴、熏洗、贴敷、透药等在"治未病"中推广应用，逐渐形成以"预防、防治"为主、具有"治未病"特色的综合"防病、防变、防复"干预、调治方案。

在努力加强科室建设、服务广大患者的同时，经过一年多的辛勤笔耕，该科中医团队编写了这本"治未病"理念指导下肥胖治疗和管理的科普图书。全书按"治未病"的规律特点，分为上、中、下三篇，每篇分为两章，每章包含10篇左右的文章，分门别类，条分缕析，用通俗易懂、形象生动的语言娓娓叙说关于肥胖的各方面知识，比如：肥胖真的会影响寿命吗、肥胖真的会得抑郁症吗、不吃肉就能防止长胖吗、只要运动怎么吃都不会胖吗、只要出汗就能减肥吗、祛湿能减肥吗、减肥药物很多我该如何甄别、减肥恰逢生理期还能运动吗、"治未病"如何调理体质等。74篇文章，编织起一张认识肥胖、预防肥胖、学"治未病"高招对付肥胖的大网，既有科学的严谨性，又具备大众喜闻乐见的可读性，值得广大渴望健康、拒绝肥胖的人士一读。

十八大以来，上海市浦东新区聚精会神落实党中央、上海市委市政府交付的任务，着力聚焦张江综合性国家科学中心建设，打造社会主义现代化建设引领区，中医药传承创新是其中的一个重要板块。上海市浦东新区浦南医院中医团队不断做大做强浦东卫生健康事业，通过"治未病"工作的推进，进一步探索中医"治未病"的哲学、医理研究，建立具有中医特色的"治未病"

诊疗服务规范,建立健全中医"治未病"服务流程,探索创立一门以中医"治未病"理论为指导,以中医医疗、养生保健、适宜技术及药食调膳为主要干预途径的新兴中医二级临床学科。

相信上海市浦东新区浦南医院中医团队会以责无旁贷的精神勇担使命,勠力同心,踔厉奋发,在中医药现代化、数字化、国际化的征程中奋力攀登,不断把一座座的高峰变成一道道美丽的风景。

陈凯先

中国科学院院士

上海中医药大学原校长

2022 年 6 月仲夏时节

前　言

随着社会经济的迅速发展，人民的生活水平不断提高，特别是宅男宅女日益增多，浓油赤酱、烧烤鲜香的长期炙烤浸润，正方形、圆柱形、西瓜形、青蛙形的肥胖人士越来越多。《柳叶刀-糖尿病与内分泌学》2021年6月发表华中科技大学同济公共卫生学院学者潘安的研究成果，文章显示，目前中国成人中已有超过1/2的人超重或肥胖，成年居民（≥18岁）超重率为34.3%、肥胖率为16.4%。潘安表示，我国全国性调查报告中首次出现"超过1/2"这一数据，这个数字在全球显然也是相当高的。肥胖不仅会带来人的形体改变，还会带来很多疾病，如糖尿病、高血压、血脂代谢异常、痛风、睡眠呼吸暂停综合征、脂肪肝、动脉粥样硬化等，甚至还会引发威胁生命的心脑血管事件。

肥胖和高血压就是一对"好伙伴"。高血压不是遗传病的专属，它还是肥胖的"好兄弟"，形影不离。现在二三十岁的年轻高血压患者越来越多，他们大多腰圆体胖、满脸冒油，对于有家族史的人来说，降重是降压的必经之路。学者们表示，中国人肥胖，多数为"向心性肥胖"，脂肪常常积于腰、腹周围，导致的后果就是高血压、冠心病和动脉粥样硬化等，因为腰腹肥胖易致内脏脂肪增多，在体内不断堆积；而且，这类肥胖导致的胰岛素抵抗情况要比均匀性肥胖更严重。

肥胖还与血脂异常关系密切。近年来,我国多项类似的调查均显示,肥胖者的血脂异常患病率要远远高于体重正常者,风险高出 1 倍以上。原因很简单,热量摄入长期大于消耗,多余的热量以脂肪的形式存储于体内。肥胖者摄入的碳水化合物中含糖过高,会刺激胰岛素分泌增加,产生高胰岛素血症。且越胖越懒,相对"静态"的生活习惯,促使肝酯酶活性下降,不利于三酰甘油的分解清除。同时,肥胖也会增加胆固醇的合成,导致血清总胆固醇升高,肝内胆固醇也扩大,最终影响分解代谢,增加血脂异常发生的可能性。尤其要"敲黑板"的是,很多血脂异常的患者在初期并没有什么症状,而动脉硬化又是一个缓慢发展的过程,"隐蔽的敌人"最可怕。

　　肥胖和脂肪肝是伙伴。"两个肥胖者就有一个脂肪肝。"专家说,肥胖者的脂肪肝发病率是正常人的 6 倍。这是因为肥胖者的脂质代谢出现异常,堆到脏器尤其是肝上。肝上"油"多了,肝脏功能自然就变弱了,问题也就来了。脂肪肝逐渐加重,导致肝炎、肝硬化、肝纤维化的概率就逐渐增加,还会诱发、加重高血压、糖尿病等。

　　肥胖还会引起糖尿病。肥胖者由于腹部脂肪不断增多,伴随而来的就是内脏脂肪也随之增多,而内脏脂肪会产生抵抗素,会导致胰岛素抵抗,渐渐地机体对胰岛素不敏感,胰岛 β 细胞就会分泌更多的胰岛素来代偿胰岛素抵抗,维持血糖正常。但就如水库蓄水,肥胖的"水位"越来越高,胰岛素这道"大坝"就需要越来越高,终有一日,"坝"抗不住"大水",胰岛 β 细胞功能减退,胰岛素分泌减少,不能代偿胰岛素抵抗,血糖就会升高。

　　总而言之,肥胖是今日社会诸多疾病之源,犹如防洪中的"警戒水位",得治,所以《黄帝内经》说"上医治未病"。《素问·四气调神大论》:"是故圣人不治已病治未病,不治已乱治未乱,此之谓也""夫病已成而后药之,乱已成而后治之,譬犹渴而穿井,斗而铸锥,不亦晚乎"。中医"治未病"理论主要包含三层涵义:未病先防、既病防变、瘥后防复。这三个方面相互联系、相辅相成、互为补充,主张在疾病还没有发生的萌芽状态,或者疾病发生初期病症较轻微的状态,积极预防疾病传变。肥胖,即身体已到"警戒水位"状态,但必须开始防备:调整生活习惯,管住嘴,迈开腿,它契合了中医"治未病"理念,强调积极预防,强调的是摄生。

肥胖与亚健康的关系密切。世界卫生组织的一项全球调查显示,人类真正健康者仅5%,找医师诊病者占20%,剩下来的75%就是亚健康者。我国的亚健康人群占全国人口总数的60%以上,人数超过8.4亿,数量庞大,亚健康状态在青年学生、知识分子、机关干部等群体中普遍存在。中国保健学会对我国16个百万以上人口城市的居民抽样调查显示,亚健康比例达到70%以上。北京位居首位,高达75.30%、上海73.48%、广州73.41%。广西师范大学一项针对大学生的亚健康调查,发现亚健康人数占调查样本的38.8%,与此相对应,亚健康人群中偏胖者、肥胖者占比达到40%。年轻学子,本该是朝气蓬勃、精力旺盛的年纪,但肥胖限制了他们的活力。

肥胖,藏着很多病的"种子",是疾病产生的"温床"。中医"治未病"重在"养"和"动"。先说"养"。肥胖与不良的生活习惯密不可分,晚上不睡、早上不醒,见到美食便管不住嘴,而"养"主要有以下三途:法于自然之道,调理精神情志,保持阴平阳秘。

何谓"法于自然之道"?《老子》"道法自然"的思想认为,人应顺应自然规律。在《黄帝内经》里,这种影响表现为人的起居须顺应四时之变:天地俱生,万物皆长,应该按时入睡,清晨即起,在庭院里长长行走,披发宽衣以利身体,这是应春气顺其生的正道。夏天三月,天地之气交接,万物果实累累,应该按时睡觉早早起床,不要厌恶白天太长,应使腠理宣通,使阳气疏泄于外。秋天三月,天气冷暖变化无常,地气渐渐萧杀,应该早睡早起,和鸡的作息时间相一致,以便神志安宁;收敛体内之气,让肺保持气清,这叫应秋气的养收之道。冬天三月,天寒地冻,应早睡晚起,等到太阳出来再起床,避开寒凉保持温暖,不能让皮肤开张出汗而频繁耗伤阳气。回避四时不正之气,顺应"春夏养阳,秋冬养阴"的法则,即春夏顺应生长之气以养阳,秋冬顺应收藏之气以养阴。

再就是调理精神情志,保持精神上的清净安闲,无欲无求,不忧不惧,顺其自然。不急不躁,不郁不怒,让思想自由地飞翔,愉悦万物,悠然岁月,让心情春而舒,夏无郁,秋不躁,冬伏藏,真气深藏而内顺从,精神持守而不外散。

保持阴平阳秘。《素问·生气通天论》："阴平阳秘，精神乃治，阴阳离绝，精气乃绝。"也就是说，调和阴阳是最好的养生方法，阳气固密于外，阴气才能内守，如果阳气过于亢盛，不能固密，阴气就要亏耗而衰竭；阴气和平，阳气周密，精神就会旺盛；如果阴阳离绝而不相交，那么精气也就随之耗竭。

按照"治未病"的理论，书中仔细分析了肥胖不仅仅是胖那么简单，告诉大家关于肥胖，其实有很多的误区。

当然，想真正做到未胖先防，首先要认识肥胖的起因，那是因为身体消耗不了输入的热量，便积淀下来，变成身体的累赘。于是，减肥且不伤害健康的各种坊间经验、方法就大行其道。

其实，我们老祖宗对付肥胖的智慧可以大书特书。中国历史中，先民长期处于饥饿或半饥饿状态，但是那时的中医理论也有减肥的"方子"。《灵枢·卫气失常》将肥胖分成三类：肉人、脂人、膏人。《素问·通评虚实论》曰："肥贵人，则膏粱之疾也。"《灵枢·逆顺肥瘦》曰："岐伯曰：年质壮大，血气充盈，肤革坚固，因加以邪，刺此者，深而留之，此肥人也；广肩腋，项肉，厚皮而黑色，唇临临然，其血黑以浊，其气涩以迟。"意为身体强壮的人，骨骼坚硬，肌肉紧实，关节舒缓，骨节突出显露，这样的人如果好坐不好动，多属气行滞涩而血液稠浊……还有一种是肩宽腋厚、脖子肥大、皮厚色黑、口唇肥大者，则其血是黑而多油，气行艰涩而迟缓，都需要针深扎、留置久方可。以《黄帝内经》为代表的古代中医"治未病"理论同样衍生出药物、针灸、穴位埋线、熏蒸泡浴等治疗方法，这些方法在本书中一一都有详细介绍。

但在当下，生活水平极大提高，物质精神活动不断升级，想顶住诱惑不当肥胖君真心不易。怎么办？

本书下篇开宗明义告诉大家"减肥，一生的功课"，从小朋友"不做小胖墩"说起，历数青春期、育龄妇女、孕产妇、更年期、老年人等各个年龄段的人们如何合理饮食，坚持自律，还有运动技巧和方法，这些方法的总结可谓暖心、贴心，总有一款适合你。当然，如果您的"日历"翻页了，请记住根据本书提供的饮食和运动方子，相应调整才是。

　　本书是集体智慧的结晶。2022 年,我们在上海市浦东新区科技和经济委员会、上海市浦东新区卫生健康委员会及上海市浦东新区浦南医院的共同支持下,经过全体人员持续 2 年的努力,终于完成了本书的编写工作。书中涉及的众智众慧,难以一一列举,这里对所有的作者表示崇高的谢意! 感谢同行的丰厚滋养,没有大家的杰出工作,我们不可能完成此书。

编　者

2022 年 6 月

目　　录

上篇　认识肥胖，未胖先防

中篇　学"治未病"高招，对付肥胖

下篇　别了，再也不见"肥胖君"

认识肥胖，未胖先防

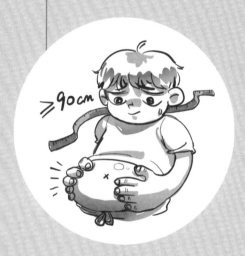

第一章
肥胖,仅仅是胖吗

❧❧

1 如何判断是否肥胖

街头场景

时间:夏日周末的傍晚。

地点:上海外滩。

我站在江边的栈桥上,看着来来往往的男女,苹果形的,正方形的,橄榄形的……一、二、三,也就半小时,这样的体形者就过去几十个,感觉晚霞里的世界长方形的人太少了!愧对美景啊!

"受刺激了!今天开始,我要减肥了!"进了家门,我又开始下决心。

这是第几次啦?

当你看着自己的小肚腩,看着磅秤指针日日向右、数字越来越大,你决心已下:减肥!周围的人却告诉你:"又不算很胖啦,减什么肥呀""就腰身粗了点,四肢还挺细,不胖不胖"。一瞬间,有些安慰、有些犹疑,奔腾的"减肥"念头开始嘀咕:我到底是胖还是不胖?人家说我不胖呢!我是减还是不减呢?

为您介绍目前全球公认的几种肥胖评估方法。

▶ **体重指数**

体重指数是目前评价肥胖最常用的指标,常常在健身房或者医院的营养科应用。这个指数检测简单易行,结果容易判断,且与年龄、性别都无关。测算公式如下。

$$体重指数＝体重÷身高^2(kg/m^2)$$

成人体重指数分类的标准

- 低于 18.5 kg/m^2 为体重过低。
- 18.5～23.9 kg/m^2 为正常体重。
- 24～27.9 kg/m^2 为体重超重。
- 高于 28 kg/m^2 为肥胖。

比如李小姐身高 160 cm,体重 50 kg,那么她的体重指数算法就是 50÷1.6^2≈19.53(kg/m^2),根据分类标准测算出李小姐体重正常。再如王先生身高 180 cm,体重 96 kg,按公式计算其体重指数约为 29.63 kg/m^2,属于肥胖。目前,在我国成人体重指数在 18.5～23.9 kg/m^2 范围内为正常。

▶ **腰围**

肥胖的主要特征不仅表现为体脂含量较多,还表现为体脂分布异常。不少人常有这样的误区,觉得只是腰身较粗、肥肉(脂肪)较多,但四肢还挺苗条,略略青蛙体型,穿点稍稍宽松的衣服就能修饰、遮挡住,没什么。这是认识误区。腰围是腹部皮下脂肪的厚度和营养过剩状态的一面镜子,腰粗了就说明你身上的脂肪多了,开始堆积了,就像是池塘里的水开始富营养化,那会有什么后果? 很多人都有行走臭水边的经历的。

2016 年《中国超重/肥胖医学营养治疗专家共识》指出,成人腰围是衡量脂肪在腹部蓄积(即中心性肥胖)程度最简单、实用的指标。男性腰围≥90 cm,女性腰围≥85 cm,即可定为肥胖。中国人的族群特征,虽然整体感觉肩不宽、臀不厚,外观偏瘦,但正因为体型单薄,所以腹部脂肪堆积起来更容易,腹型肥胖更易发生。因此,世界卫生组织建议,中国人腰围正常值定

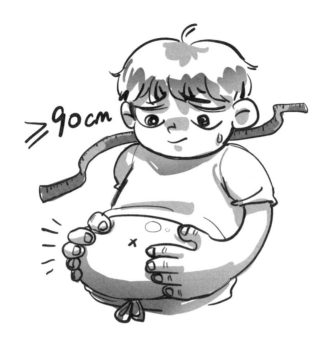

为男性 90 cm 以内、女性 80 cm 以内。

▶ **腰臀比**

测量完腰围之后别忘了再测一下臀围哦！大量的医学研究表明，腹型肥胖是高血压、糖尿病等疾病的重要诱因。腰臀比是衡量腹型肥胖的一个非常简单、实用指标，因此世界卫生组织通常用它来衡量人体是否肥胖。

我们的临床实践表明，保持腰围、臀围比处于适当区间，对成年人健康及其寿命意义重要，合适的腰臀比也能有效降低心血管病发病率。腰臀比的计算公式如下。

腰臀比＝腰围（cm）÷臀围（cm）

目前，我国制定的标准腰臀比，男性小于 0.9，女性小于 0.8。男性腰臀比＞0.95、女性腰臀比＞0.85，便可认定为中央型肥胖，也称为内脏型、腹内型肥胖。举个例子，张女士腰围 70 cm，臀围 95 cm，她的腰臀比为 70÷95≈0.74，在正常标准的范围内；再看郑女士，腰围 86cm，臀围 100 cm，那她的腰臀比经计算后得出为 0.86，超出了我国女性的腰臀比标准，就可判断为中央型肥胖了。

2 肥胖呈现快速蔓延势头

> 春眠不觉晓,夏季天太热,冬季想被窝……你是不是这样? 不想动,动动指头网购食品送上门,麻辣的、五香的、香卤的、粉蒸的……个个都是自己喜欢的! 想不胖都难。

随着科学技术的不断进步,当代人的生活方式发生了翻天覆地的改变,如果你再喜吃懒动,那么肥胖就很难避免了。当下,不良的饮食习惯加上运动不足,导致肥胖在全世界广泛流行,特别是发展中国家。过去 30 年,中国人以令世人瞠目的速度迅速"胖"了起来。

有记者曾在上海人民广场驻足 6 小时,记录来往人群里中肥胖的人数,短短 6 小时就得出了意料之中的结论:约六成成年人有程度不同的肥胖。生活中,喊着叫着衣服太小的人越来越多,目前,很多的商场、网购平台等热销的服装尺码也不再是 S 码或 M 码,更多的是 L 码、XL 码甚至 XXL 码。胖已成为当代中国较普遍的现象,男女老少皆变胖,你胖我胖大家胖。

调查数据显示,1989 年中国体重超重的人口只有 1.67 亿人,30 年后的 2019 年这一数字猛然增长至 5.29 亿人,年平均增长率高达 10.8%;体重肥胖的人口从 1989 年的 1 487 万人增长至 2019 年的 1.28 亿人,肥胖人口的年平均增长率更是高达 38.1%。根据世界卫生组织的体重指数标准,2019 年中国超重和肥胖人口已居世界第一位。更令人担忧的是,中国人肥胖的速度在全球也是领先的。30 多年的时间里,中国从营养不良飞速成为营养过剩。

《中国居民营养与慢性病状况报告(2020 年)》显示,中国成年居民超重肥胖率竟超过 50%,6～17 岁的儿童、青少年超重肥胖率接近 20%,6 岁以下的儿童达到 10%。2020 年,中国 18 岁及以上居民男性和女性的平均体重分别为 69.6 kg 和 59 kg,与 2015 年发布的结果相比较,分别增加 3.4 kg

和 1.7 kg。城乡各年龄组居民超重肥胖率持续上升,18 岁及以上居民超重率和肥胖率分别为 34.3％和 16.4％,6~17 岁儿童、青少年超重率和肥胖率分别为 11.1％和 7.9％,6 岁以下儿童超重率和肥胖率分别为 6.8％和 3.6％。且随着社会经济的节奏加快,人们普遍忽视合理饮食及健身运动的重要性,导致肥胖和超重人数还在不断攀升。

照此速度发展下去,中国也将步欧美的后尘,陷入肥胖的深渊,如果到那个时候我们再把抑制肥胖纳入国家战略,恐怕为时已晚。由于肥胖是多种"富贵病"的"幕后元凶",迅猛增长的趋势得不到有效遏制,庞大的医疗压力将压垮公共财政。从个人的角度而言,由肥胖而引发的心理压力,加上生活中的就业歧视、择偶歧视,随时随地感受到的种种不便,将会影响甚至改变个人的前途与命运。

这份报告的结论令人忧虑:严峻的肥胖蔓延趋势和严重的蔓延后果,将会成为我国未来无法承受之重。因此,呼吁大家立刻行动起来,采取组合拳式系列公共政策,遏止肥胖快速蔓延的势头。

3 肥胖真的会影响寿命吗

"目前来看,您的各项指标都还可以,就是您这体重超标明显了,体重指数都 29(kg/m²)了。属于肥胖,该减减肥了。"医生抬头看着眼前这位身高 155 cm、体重 70 kg 的小刘姑娘说道。

"胖点没事,这是福相,减什么肥呀。"刘小姐爽朗地笑着,说完,拿着体检报告就走了。

看着刘小姐圆圆的背影,医生摇摇头,轻轻一声叹息。他刚想说说肥胖的危害,谁知这位胖丫头……

很多人其实并不知晓肥胖是心血管疾病、2 型糖尿病、高血压、高脂血症、恶性肿瘤等慢性病的共同危险诱因,而这些疾病都是人类健康的主要

"杀手"。英国牛津大学研究人员在柳叶刀网站上撰文称，他们通过分析欧洲和北美过去 10～15 年近 100 万人的体重调查数据，发现肥胖者的平均寿命均低于正常体重者，就在调查期间有 10 万名被调查者死亡。

肥胖者大多"三高"：血压高、血糖高、血脂高。这些都是非常容易影响人的寿命的，如果不及时控制，导致的问题就是溃了千里之堤，成为生命的杀手。除了"三高"，肥胖成病的人还会出现一些其他的危害"副产品"，例如脂肪肝。原本酱红鲜活的肝，渐渐缠上"白花"，那是脂肪开始里外"围剿"肝了，这是肥胖症非常普遍、典型的一个现象。当你渐渐胖起来，你的脏器里（肠道、血管、肝脏等）就会渐渐攒出身体转化不了的脂肪，患脂肪肝的概率就会变大。若不及时治疗，就可能逐渐发展成脂肪性肝炎，久而久之可能还会诱发肝癌。

肥胖症与肿瘤的关系非常密切。肥胖症的女性患者很容易出现卵巢癌、子宫内膜癌、膀胱癌、乳腺癌等，男性患者比较容易出现的就是前列腺癌。因此，肥胖不但会导致众多慢性疾病的发生，更可直接影响寿命。

肥胖无小事，赶紧注意起来！

4 肥胖的人真的易患糖尿病吗

　　　　我问您：综合性医院里，哪个科室患者最多？

　　　　消化科？心脑血管科？呼吸科？

　　　　不不不！我来告诉你，患者最多的是内分泌科！

糖尿病在我国是普遍高发病率的慢性疾病，且大多患者发生糖尿病前就已有肥胖症。

一个人的肥胖程度和 2 型糖尿病之间有密切的关系，有研究表明肥胖患者中糖尿病的发生率大约是正常人的 4 倍。BMI 大于 $35\ kg/m^2$ 的女性和男性患糖尿病的危险性分别升高 93 倍和 42 倍。肥胖者的确更易患糖尿病，主要是由于以下两种作用机制。

▶ 胰岛 β 细胞功能降低

大家都知道，胰岛素是人体内最主要的降血糖激素。当人在进食消化后，食物会转变为葡萄糖进入血液，使血糖升高，进而刺激胰岛素的分泌，促使人体组织从血液中摄取并利用葡萄糖，以供给人体正常的生理代谢和活动的能量。然而肥胖人群因为长期摄入高脂肪、高热量食物，并伴较少的体力活动，因此过量的进食会导致血糖大幅度升高，刺激胰岛 β 细胞分泌出大量的胰岛素，以使血糖降低至正常范围。如此长期并反复地刺激，导致胰岛β细胞负荷过重，最终造成胰岛 β 细胞功能降低引发糖尿病。

▶ 胰岛素抵抗

肥胖的人容易得糖尿病主要是胰岛素抵抗在作怪。肥胖者体内脂肪的过多储存，会降低肝脏对葡萄糖的代谢作用，血糖就会升高，为应对调节升高的血糖，体内胰岛素浓度增加，出现高胰岛素血症，从而发生胰岛素抵抗。很多学者认为肥胖者细胞对胰岛素不敏感，为满足细胞的代谢要求，胰岛需要分泌比常人多几倍的胰岛素，一旦胰岛素分泌不足就会引发糖尿病。并且长期合成大量胰岛素，胰腺可能因"工作"过度而渐渐衰竭。因此肥胖更易导致糖尿病。

目前，糖尿病已成为我国主要的慢性疾病之一，超重及肥胖则是糖尿病重要的影响因素，患病率正在逐年升高。

需要指出的是，超重及肥胖是可以通过改变不良饮食习惯、加强运动锻炼等方式，得以有效预防和控制的。

大家赶紧行动起来吧！

5 肥胖的人真的易患心脑血管疾病吗

深秋的街上，揪心的救护车声音撕裂了生活。车上，说不定又是一个心脑血管疾病患者。

是的，随着生活水平的提高，我们身边患高血压、冠心病、脑卒中的朋友也越来越多、越来越年轻。但不知道您是否注意到，这类人群中肥胖和超重者占了很高比例？

心脑血管疾病是一组以心脏和血管病变为特点的疾病，主要包括心脏病（冠心病、心绞痛、心肌梗死、心力衰竭、心律失常）和脑血管疾病（出血性脑卒中和缺血性脑卒中）等。近年来，心肌梗死、冠心病、高血压、脑卒中等心脑血管患病人数不断上升，已稳居我国居民死因的第一位，成为名副其实的健康头号"杀手"。

越来越多的研究显示，肥胖是心脑血管疾病的危险因素，肥胖者心脑血管疾病的发病风险会明显增加。

▶ **高血压**

肥胖是高血压的重要危险因素，具有强相关性，体重每增加 10 kg，收缩压就上升 3.0 mmHg、舒张压上升 2.3 mmHg。肥胖对年轻人群的危害更大，如年龄 20～45 岁的超重者与不超重者相比，患高血压的危险性增加6 倍。我们在日常临床工作中也发现，年轻的高血压患者越来越多，这类患

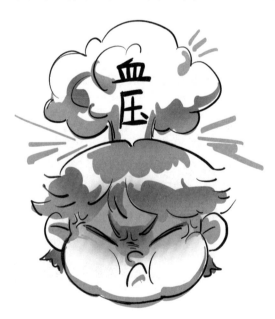

者大多存在超重或肥胖,血压往往较高,需要多种药物联合降压。这类患者一旦把体重降下来,血压也会得到显著改善。

▶ 心脏病

肥胖者更易患心脏疾病。在男性中,超重者心脏病的发病风险是正常体重者的 1.56 倍,肥胖者心脏病的发病风险是正常体重者的 1.77 倍;女性中,超重者心脏病的发病风险是正常体重者的 1.53 倍,肥胖者心脏病的发病风险是正常体重者的 2.09 倍。美国心脏协会更新的数据显示,超重/肥胖者心脏病的发病风险是正常体重者的 2~3 倍。

这是因为,一方面肥胖对心脏具有损害作用。肥胖能够导致左心室肥大,左心室肥大会进一步发展为心力衰竭。另一方面,肥胖对心脑血管具有损害作用。此外,肥胖与高血压、2 型糖尿病和血脂异常均有关系。

▶ 脑卒中

脑卒中又称"中风"或者"脑血管意外"。它是一种急性脑血管疾病,是由于脑部血管突然破裂或因血管阻塞导致血液不能流入大脑而引起脑组织损伤的一组疾病,包括缺血性和出血性卒中,俗称脑梗死或者脑出血。肥胖是脑卒中的危险因素。有研究认为,肥胖除了能通过影响高血压、糖尿病、血脂异常等因素间接导致脑卒中,还能直接影响脑卒中的发生与发展。

由此可见,肥胖真的让人更容易患上心脑血管疾病。您真的要当心呢!

6 肥胖真的影响呼吸吗

"我爬楼的时候,都能听到骨头嘎嘎作响!""你太重了!"

"睡梦中,我常常梦见掉进无底的深渊! 吓醒了!""您胖! 心脏被压迫导致的。"

……

你是不是体重超过标准？你在上楼或者平躺的时候有喘不上气的感觉吗？你是不是睡着睡着突然被憋醒，睡醒后你还会感觉头昏脑涨、大脑缺氧？如果是，说明肥胖已经影响你的呼吸了。

肥胖会导致呼吸系统疾病和肺功能下降，如睡眠呼吸疾病、支气管哮喘、慢性阻塞性肺疾病、肺部感染等。胸壁和腹部脂肪组织堆积，使膈肌运动受限和胸腔顺应性下降，损伤成人和儿童的通气功能，其中第1秒用力呼气容积（在肺总量位置用力呼气1秒所呼出的气体容积）、用力肺活量、肺总量、功能残气量、补呼气量的下降与BMI增加相关。法国学者报道，肺功能受损与代谢综合征，尤其是腹型肥胖呈独立正相关，腹型肥胖是肺功能受损最强的预测因素。

已有流行病学、动物实验等研究证据支持肥胖与哮喘可能具有一定的关联性，尽管具体关联机制尚不十分清楚。目前的研究揭示，肥胖对哮喘的影响主要表现为肥胖会增加哮喘的发病率、增加哮喘的严重程度，导致难治性哮喘，降低哮喘治疗的反应性。流行病学调查显示，BMI是哮喘患病的独立危险因素，哮喘患病率有随BMI而增长的趋势。

阻塞性睡眠呼吸暂停低通气综合征（OSAHS）：该病是以在睡眠过程中反复发生呼吸暂停、低通气及微觉醒为特征的疾病，可以导致睡眠结构紊乱、日间嗜睡明显、记忆力下降，与高血压、冠心病、肺源性心脏病、脑卒中及代谢性疾病等多器官功能损害密切相关，从而严重影响患者生活质量及寿命。肥胖是公认的导致OSAHS发病的重要危险因素之一。

国内外均有研究显示，随着BMI的增高，患者的呼吸事件发生率增加。如果出现时间更长、更严重的夜间低氧血症，提示肥胖程度越高，OSAHS的严重程度越高。肥胖患者OSAHS患病率超过40％，且绝大多数患者属于超重或肥胖。肥胖导致OSAHS发病风险增加10倍以上，且会加重OSAHS的病情。研究发现，BMI每增加10％，呼吸暂停低通气指数就会增加32％，而BMI每降低10％会使呼吸暂停低通气指数降低26％；体重增加10％导致发生中重度睡眠呼吸障碍的风险增加6倍。

随着肥胖程度的加重，OSAHS病情严重程度增加。肥胖程度不同，睡眠参数改变方面的差别明显，肥胖组患者的呼吸暂停低通气指数明显高于超重组和正常体质量组，平均血氧饱和度和最低血氧饱和度明显低于超重组和正常体质量组。肥胖加重 OSAHS 病情的主要原因可能是特定部位的脂肪堆积。上气道周围脂肪堆积导致气道横截面减小，增加气道塌陷甚至闭塞的风险，易出现窒息。胸腔周围脂肪堆积导致肺顺应性下降和功能残气量下降，使患者氧需求增加。此外，向心性肥胖使腹部脂肪堆积，腹内压增加，胸壁顺应性和呼吸肌收缩力逐渐降低。因此，脂肪堆积越严重，上气道阻力增加越明显，发生塌陷导致呼吸暂停的程度就越严重。

　　肥胖会严重影响呼吸系统的生理功能，影响呼吸肌肉强度和耐力、气道阻力、肺容积和功能，气体交换和呼吸控制都可能受到影响，且这种影响随着肥胖加重越来越严重。

7 肥胖证明消化系统功能好吗

　　　　常常听到身边有人说："胖说明消化功能好，营养都被吸收了。"不知您说过没有？

　　其实这种说法是错误的。

　　肥胖说明食物转化过程不畅、效果不好。肥胖常常说明消化系统疾病的发生与发展，比如胃食管反流病、便秘、慢性胃炎、脂肪肝、胆囊炎、胆石症、结直肠肿瘤等，因为转化效果不好，所以就堆在您身体的犄角旮旯，成为负担而不是能量。

　　肥胖症患者多有胃食管压力改变、胃食管反流及食管排空时间显著延长等问题，其胃的最大容量较正常人明显增大，而胃内压接近于正常人。通常来说，胃容量扩张刺激胃壁上的压力感受器，通过迷走神经传入下丘脑，再由迷走神经传出纤维释放特定的神经递质，使胃产生容受性舒张；同时诱发饱感。而肥胖症患者的胃容量只有在明显高于正常时才达到饱感，提示肥胖症患者可能有容量扩张介导的胃饱阈值的增高。道理和容器蓄水一

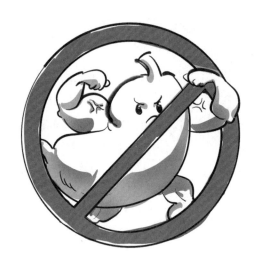

样,把胃比作容器,容器大了,到达同样的蓄水线就需要更多的水。

胃食管反流病的危险因素有吸烟和肥胖。胃食管反流病是指胃内容物反流入食管引起不适症状和(或)并发症的一种疾病。烧心和反流是典型反流综合征的特征性症状。临床上胃食管反流病患者病情比较容易反复,大多数患者需长期服用各种抑制胃酸药物、促进消化道动力的药物以缓解症状,精神、经济负担甚重,且病痛带来的心理压力也不小。临床发现胃食管反流病患者中,肥胖人群比例很大。国外研究发现,体重增加,尤其是 BMI 增加超过 3.5 kg/m² 时,胃食管反流病症状及并发症的发生频率相应增加 3 倍。

关于腹型肥胖与胃食管反流病的发病,目前的解释多为腹围增加引起腹部及腹腔内各脏器脂肪堆积,腹内压增加,间接引起食管贲门连接处压力的变化,使得食管下括约肌的张力发生改变或引起食道裂孔疝,从而引发反流现象。

便秘是一种临床常见症状,根据便秘的病因,可分为两类:原发性便秘和继发性便秘。前者是指患者本身无引发便秘的肠道或全身器质性疾病,也称之为功能性便秘,临床上绝大多数患者属于此种类型。国外有研究报道,功能性便秘患者中超重者(BMI≥25 kg/m²)达 60%,功能性便秘患儿中肥胖的患病率明显高于健康儿童。国内也有类似的发现,功能性便秘患者中心性肥胖患病率明显偏高,超重、肥胖者较正常体重人群便秘患病风险明显增高。超重及肥胖人群可能因膳食纤维摄入不足、缺乏运动而易导致便秘。此外，肥胖及超重人群对自身形象的不满亦会引起焦虑、抑郁等心理问题，这些因素均可引起或加重便秘。

幽门螺杆菌（Hp）感染是慢性胃炎、消化性溃疡的主要致病因子，也是胃癌的Ⅰ类危险因子。Hp在人群中普遍易感，世界上至少有50％以上的人口感染。我国作为人口众多的发展中国家，Hp感染率更高，可达50％～80％，且感染率逐年增加。有研究表明，肥胖者的Hp感染率为57.2％，显著高于正常组的27.2％，提示肥胖可能是Hp感染的风险因素。Hp感染与人体免疫系统功能密切相关。肥胖可以破坏人体的免疫系统，改变天然免疫与适应性免疫，且免疫系统受损的程度也和肥胖的程度有关，特别是BMI＞40 kg/m² 的肥胖患者，这部分人群的免疫系统中，单核细胞进入巨噬细胞成熟度较低，从而降低了中性粒细胞的杀菌能力。

8 肥胖真的与癌症发病有关吗

"不会吧？胖也致癌？"

"怎么不会？胖致癌！而且致癌的相关性不输酒精！"

"……"

肥胖确实与很多癌症有关。

目前许多科学研究证实，超重和肥胖是癌症发生的危险因素，也是影响癌症患者生存率，增加其病死率的危险因素。比如，当个体BMI在正常基础上每增加5 kg/m²，即一个人的BMI从20 kg/m² 升到了25 kg/m²，子宫癌的发生风险会增加62％、胆囊癌的发生风险增加31％、肾癌的发生风险增加25％、宫颈癌的发生风险增加10％、甲状腺癌和白血病的发生风险约增加9％、结直肠癌的发生风险提高18％；肥胖患者乳腺癌的发生风险比非肥胖者提高1.36倍。2016年，国际癌症研究协会汇总100多项关于肥胖与肿瘤的流行病学研究发现，肝癌、贲门癌、胰腺癌、结直肠癌、肾癌、膀胱癌和食管腺癌等患者的 BMI 与癌症风险密切相关,并呈明显的量效关系。超重患者患肝癌、贲门癌、胰腺癌、肾癌和膀胱癌的风险是健康人群的 1.2～1.5 倍,肥胖人群相对患病风险率则增加 1.5～1.8 倍。

超重和肥胖的程度和时间亦会影响肿瘤的发生风险。已有研究者发现,超重时间每增加 10 年,其发生胰腺癌的风险比增至 1.06,发生糖尿病的风险比增至 1.18。在绝经后女性中,超重时间每增加 10 年,发生乳腺癌和子宫内膜癌的风险分别增加 5％和 17％;而绝经后 BMI 降低将降低乳腺癌发生风险。此外,20～50 岁发生超重和肥胖的人群,患结肠癌的风险将增加 60％,而 50 岁以后 BMI 的变化与结肠癌发病风险无相关性。在青少年中,儿童期肥胖与食管腺癌发生风险增加密切相关。

此外,超重和肥胖还可能会影响癌症患者的预后。超重和肥胖的结直肠癌患者与 BMI 正常的患者相比,前者的结直肠癌特异性死亡风险增加 22％。在乳腺癌中,确诊前已是肥胖的患者的死亡风险增加约 40％;在胰腺癌中,与 BMI＜25 kg/m² 的患者相比,BMI≥35 kg/m² 的患者的生存率下降 53％。

简而言之,肥胖持续的时间、肥胖的程度都会影响癌症的发生和预后。但到底为什么肥胖和肿瘤有这么密切的关系呢？目前还没有一个统一的定论。近年来的研究认为,肿瘤细胞可以通过重编程脂肪细胞,使之成为癌症相关脂肪细胞,重新编程后,癌症相关脂肪细胞通过释放各种代谢产物,为肿瘤组织提供特殊的微环境;肥胖还可引起脂肪组织功能障碍,产生大量的促炎细胞因子、性激素及脂质代谢产物,并引起全身代谢的变化,如高胰岛素血症和高血糖,这些因素共同作用于肿瘤各个阶段。因此,利用减肥药或者控制饮食药物来刺激脂肪组织,可为癌症的治疗提供新的方案。

9 肥胖真的影响走路吗

最近黄阿姨有个烦恼,她的膝盖时不时就酸胀疼痛,尤其是买菜回来、做完家务后。一开始黄阿姨和家人也没在意,只是买一些药膏或者按摩器材临时应对，但效果不明显。随着时间的推移，症状逐渐加重，有时痛到路都走不成了。

黄阿姨决定去医院好好检查一下，但是检查了一圈后也没发现身体有什么大问题，最终医生得出了结论：黄阿姨过于肥胖，长时间行走站立，她的两个膝盖不堪重负。如果不加控制，轻则引发骨关节炎，重则导致关节变形脱位。

黄阿姨开始了她的减肥之旅，戒掉了自己最喜欢的红烧肉、走油蹄髈，还有一干高热量食物。功夫不负有心人，一年后她成功减重15斤（7.5 kg）。现在，黄阿姨膝盖的酸痛感消失，常常还有身轻如燕的感觉了，爽朗的笑声、热络的招呼声又回来了。

通过黄阿姨的故事，我们可以看出，体重越大，"压力"越大。体重增加，重量就会传导至人体各个关节，您想想，原本负重5斤（2.5 kg）的"零件"，您擅自加到六七斤（3～3.5 kg）甚至更多，零件还是那个零件，它只有超负荷"在岗"了。那么带来了什么结果？负担加重，关节组织加速磨损、老化。研

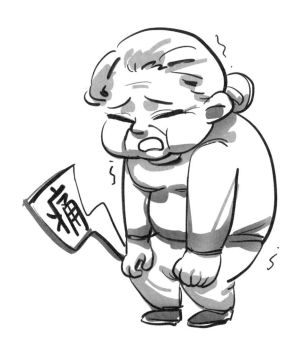

究表明，膝盖在人们行走时所承受的重量是体重的 3～6 倍，所以体重的增加对于膝关节的影响尤其大。体重增加 1 kg，膝关节的受重压力就会增加 5 kg；同样身高的人，体重减轻 5 kg，其患关节炎的危险就会降低 50%。肥胖女性患双膝骨关节炎的危险性比普通女性高 18 倍多。不出问题才怪！

肥胖还可以诱发骨质疏松。实验表明，人身体的脂肪增加了，就容易导致骨头里钙的流失，进而出现骨质疏松。肥胖还直接导致骨骼承受更大的负担，此时若您骨质又疏松了，骨折或者关节脱位就是大概率事件。通常情况下，由于肥胖压迫膝关节，容易引起"X"形腿和"O"形腿。实验室模拟发现，膝关节内外侧压力不均匀，一侧负荷过大，导致一侧首先受累而后波及全关节。如果压力长期存在，且肥胖患者血脂偏高，血液黏稠度增加，导致血液流速变慢，容易在血管中形成小的栓子，阻塞血液正常流动，导致骨质缺乏血液的供给，最终形成关节骨骼的坏死。

老话说，"骨头如房架"，房架端正屋才亮堂。人体的骨骼就是我们的"房架"，结实、硬朗要靠我们从细处做起、小处而为，少吃一块大肉、吃个七成饱，身体的负担自然就减少了，疾病也就远离了。您说是吗？

10 肥胖真的会得抑郁症吗

常听有人说：肥胖的人没心没肺，该吃吃，该喝喝，什么事都不往心里搁。

"肥胖也会抑郁？开什么玩笑，不会吧？"

"不是说'心宽体胖'吗？胖子和抑郁症不沾边吧？"

街头，你若发问肥胖与抑郁，马上就会迎来诧异一片，就像冰块丢进油锅里——炸了。

可是，研究显示，肥胖人群中有 23.2% 被诊断患有抑郁症，而体重正常的人群中诊断为抑郁症的比例为 14.3%。阿拉巴马伯明翰大学的一项新研究证实，抑郁症和腹部肥胖之间存在关联。

肥胖与抑郁症究竟孰为因孰为果呢？尽管没找到直接的因果关系，但一些研究已经发现，这两者应是互为因果的。

心理方面，例如，肥胖者往往非常在乎自己的外表，在与漂亮的人谈话时会感觉缺乏自信、神情紧张。社会压力也会让肥胖者感觉不快乐，现在社会上审美趋势大都以瘦为美，肥胖者在社交上很容易受到歧视，往往会产生自卑、沮丧等心理；加上有一些人喜欢拿肥胖者开涮，有意无意地就会伤害他们的自尊心、诱发自卑感。久而久之，肥胖者很容易就变得孤僻、自闭，进一步恶化就演变成抑郁症了。当抑郁者情绪低落时，又喜欢用美食来稳定情绪，唤醒内心对幸福感的渴望，吃着吃着吃开心了，心情好了，肚子撑了，体重自然也就增加了。于是，"抑郁-多食-肥胖-抑郁"的恶性循环链就这样套牢了他们。

生理方面，肥胖人群情绪调节异常的机制，可能为肥胖导致下丘脑-垂体-肾上腺轴（HPA 轴）异常，同时存在高胰岛素血症、瘦素抵抗和胰岛素抵抗，伴有白细胞介素等炎症因子水平升高，也可能导致情绪调节异常，从而产生抑郁症；而抑郁症等可导致 HPA 轴异常和慢性炎症状态，促进肥胖的发生发展。

第二章
未胖先防,"真话"与"谎言"

11 我家里人都胖,就不可能预防肥胖吗

我们常常听到这样的话:"天生就是这样""遗传的""喝冷水都胖"……真是这样吗,这样的说法科学吗? 肥胖真会遗传? 家里人都胖,我还有瘦的希望吗?

目前,关于肥胖的研究颇多,但肥胖的原因并未彻底弄清,研究者们普遍认为肥胖症是包括遗传和环境因素在内的多种因素相互作用的结果。

国内外学者多年的研究发现,肥胖症确有家族聚集的倾向,但具体遗传方式及分子机制目前还不清楚。

遗传方面,发现了很多与肥胖有关的基因。研究认为,遗传因素会影响体重指数、皮下脂肪厚度及内脏脂肪组织,对内脏脂肪的影响尤为显著。遗传不仅影响肥胖的程度,与脂肪的分布类型也有关;体重增加的敏感性也是由遗传决定的。遗传影响个体的基础代谢率、食物的热效应和运动的热效应,即能量的支出受遗传因素的影响。研究显示,个体间能量支出的差别可达40%以上。而人们摄入蛋白质、糖类及脂肪的比例可能受遗传的影响。还有体力活动的偏好,受遗传的影响也很显著。

　　需要指出的是，肥胖是后天的，是遗传和环境共同作用的结果。环境方面，导致肥胖的因素很多，饮食方面，摄入过多高热量食物如脂肪，是造成肥胖病的主要原因。众所周知，脂肪进入人体后，一部分通过氧化而供给身体活动所需要的热量，一部分作为细胞的组成部分，还有一部分转化为其他物质，多余的便进入人体脂肪库储存起来。如果吃得太多，机体所摄取的热量超过正常的消耗，食物中的脂肪进入脂肪库储存的数量就会增多，从而形成肥胖。

　　合理的膳食三大产能营养素是碳水化合物、蛋白质、脂肪。如果成年人长期过量摄入高脂肪、高热量食物，必然会导致肥胖。现在，城市化高速发展，交通越来越便捷，越来越多的人体力活动量日渐变小，加上食物结构已发生根本性转变，富含脂肪和糖类的高热量食物随处可见、大受欢迎，而富含维生素、矿物质和其他微量营养素的食物吃得少了，肥胖大趋势在我国加速发展，难以遏止。

　　此外，内分泌失调也会导致肥胖发生，性激素、甲状腺激素、糖皮质激素等都对调节饮食的摄入量有一定的影响，也参与了肥胖的进程。

　　肥胖的原因，也有精神神经方面的因素。已知人类与多种动物的下丘脑中存在着两对与摄食行为有关的神经核。一对为腹对侧核（VMH），又称饱中枢；另一对为腹外侧核（LHA），又称饥中枢。饱中枢兴奋时有饱感而拒食，破坏时则食欲大增；饥中枢兴奋时食欲旺盛，破坏时则厌食拒食。精神神经因素可以对饮食起到一定的调节作用，如机制破坏，就容易发胖。

12　三餐并一餐，只要吃得少，就能防胖吗

　　现在，社会上流行"轻节食"，不吃晚饭、不吃午饭，还有一天只吃一顿的……

　　吃多少、怎么吃，那是人家的自由，但道理得给大家讲一讲。

　　很多人认为，只要吃得少就能防肥胖，这种说法正确吗？其实，单纯节

食减肥是通过严格限制热量的摄取,减少多余热量转变成脂肪,造成肌体热量摄入与消耗间的负平衡,并持续一定时间,从而达到遏止肥胖和减肥的目的。单纯节食减肥是一种饥饿性减肥方法,长期坚持会给减肥人士带来较大的健康危害。研究发现,如果节食超过一定的限度,就会出现水盐电解质紊乱,使机体缺乏维生素,从而导致酸中毒、直立性低血压、脱水等病症的发生,严重者可能危及生命。因此,我们不提倡采用单纯节食方式减肥,支持通过合理的搭配膳食,并在医生的指导下进行。合理膳食要遵循低脂肪、低糖和高蛋白质的原则,膳食中必须要有每天所需足量的营养物质。只有这样,才能在限制糖和脂肪摄取的同时,避免因节食而导致营养素缺乏。

问题来了,要吃还不肥,该怎么吃?既可以保证肥胖人士每天所需的总热量、营养物质,又可以控制热量的过多摄入。具体原则如下。

▶ 控制总热量

最有效的减肥方法是控制饮食和增加体力活动。控制热量的摄入时要做到营养平衡,合理安排蛋白质、脂肪和碳水化合物,保证无机盐和维生素的充足供应。减肥期间每周更换菜谱,保证营养物质的全面供给。

▶ 蛋白质的供给

为维护机体的正常氮平衡,必须保证食物中有正常量的优质食物蛋白质供给,但也不能过量,以避免肝脏和肾脏的过载。富含优质蛋白质的食物有牛肉、豆腐、奶酪、鱼肉、蛋类、海带、坚果、海参、猪皮等。

▶ 限制脂肪摄入量

减少食物摄入量,尽量少吃油炸食品和肥肉,以免脂质过氧化物增加,造成活动耐力降低。

▶ 碳水化合物的供给要适量

碳水化合物即糖类,是主要的供能营养素,是人体必不可少的重要营养物质。选择血糖生成指数(GI)值低的食品,这样在胃肠停留的时间长,释放缓慢,葡萄糖进入血液后峰值低,下降速度慢。升糖指数低的食物有藜麦、全麦、荞麦、黑米、魔芋、白菜、黄瓜、青椒、香菇、菠菜、西梅、柚子、车厘子、葡萄、桃、牛奶、酸奶、豆类等。

▶ 保证维生素和矿物质的供应

新鲜蔬果热量较低,且饱腹感明显,富含维生素 C、无机盐和纤维素;食盐的摄入不宜过多,以免引起口渴、刺激食欲,以每天 3～5 g 为宜。运动大量出汗后,适当补充含钠、钾、钙含量高的食物,如菌藻类、海产品等。

▶ 限制辛辣和刺激性食物

如辣椒、芥末、咖啡,这类食物刺激人体胃酸分泌,容易增加饥饿感,提高食欲。

▶ 每天足量饮水,合理选择饮料

建议每天饮水 2 000 mL,不低于 1 200 mL。饮水少量多次,以白开水为宜。严格限制含糖类饮料,适当饮茶和咖啡。

13 不吃肥肉就能防止长胖吗

"吃饭啦!"妈妈的喊声和东坡肉的香气一起扑来,正半躺在沙发上看美食节目的小张"腾──"地起身,朝着饭厅而去。

小张一坐定,就拿起筷子,夹起盘尖上那块浓油赤酱、香嫩肥美、闪着微光的东坡肉,放进嘴里咂巴着,三嚼两嚼,下了肚。

妈妈看着,满眼的怜爱:"瞧瞧你肚子上的肥肉,只能吃两块,肥肉吃了容易长胖!"小张继续咂巴着嘴,美味呀! 嘴角的微笑特满足:"知道了,谁让妈妈做得这么好吃! 我就拿瘦肉蘸蘸汁水吃,您看可以吧? 再说了,一周才吃一回!"

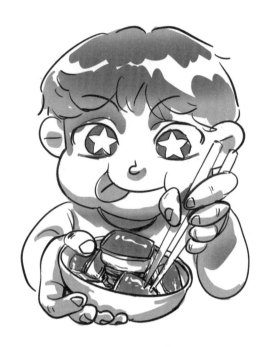

吃肥肉真是长胖的决定因素吗？不吃肥肉就不长胖吗？当然不是！简而言之,摄入热量大于消耗热量,就容易长胖,反之则会越来越瘦。

那不吃肥肉行不行？当然也不行！

知己知彼,百战不殆。让我们了解一下肥肉(什么是脂肪)。

我们在饮食中摄取的脂肪,其实包括油和脂两类。在常温条件下呈液体状态的叫作油,如菜籽油、大豆油、花生油等;常温条件下呈固体状态的叫作脂,如羊、牛、猪等动物的脂肪。并不是所有植物脂肪都是油,如椰子油就是脂;反之,并不是所有动物脂肪都是脂,如鱼油便是油。还有一类与脂肪类似的物质,叫作类脂,如磷脂、固醇、脂蛋白等。

▶ 脂肪含量高也必须摄入脂肪

脂肪是人体必不可少的物质。在任何情况下,完全不摄入脂肪是绝对错误的！脂肪和碳水化合物、蛋白质一起被称作人体必需的三大营养元素,帮助我们的生命活动正常运转。

"我的体脂含量高,体内有这么多脂肪,这样我不摄入脂肪就没问题了吧？反正靠这些肥肉去分解,也能满足我身体的需要。"

这是一个非常大的认识误区。我们身体供能机制分成 3 个步骤，身体首先会分解糖（葡萄糖，糖原，肝糖原）来获取能量。糖分解得差不多了，就开始分解脂肪来供能。最后，连脂肪都分解得差不多了，那就开始分解蛋白质了。如果我们减肥主要靠避免糖和脂肪摄入的话，身体就主要以分解脂肪来供能，而储存在身体中的肥肉大部分都是饱和脂肪酸，它的分解会产生大量的胆固醇、三酰甘油和游离的脂肪酸，造成血管阻塞，增加心脑血管疾病的风险！而饮食摄入的肥肉中所含饱和脂肪酸有限。

　　所以，就算你体内有很多脂肪，完全不吃脂肪对身体的伤害还是很大的。

　　除此之外，很多人对脂肪的印象是它会造成肥胖，对身体不好。其实，离了脂肪，我们的身体根本"玩不转"。

▶ 脂肪的重要性

　　除了上面提到过的供能，脂肪对我们的身体还有很多重要的作用和好处。

　　脂肪是人体的必需营养素　同等重量的脂肪产生的热量为蛋白质、碳水化合物的 2 倍以上。可见，在三大营养素中，脂肪是热量最高、产热值最大的营养素。这点对重体力劳动者、运动员显得格外重要。提供热量是脂肪的第一个生理功能。

　　脂肪是身体中细胞膜的重要组成部分　没有健康的细胞膜，细胞无法维持正常的胞内环境，没办法完成正常的生理功能。

　　脂肪可以将我们体内的各个器官保护起来　它就像垫子一样将这些器官彼此隔离开，让它们有效地避免"撞车"而产生不必要的损坏，同时它也会帮助我们保持体温。

　　脂肪还会帮助大脑正常运转　磷脂可以包裹并保护大脑的神经递质，帮助完成神经信号的传递；还有一些特定的脂肪酸也是大脑的重要组成部分。

　　脂肪可以生成许多生命活动中所必需的激素　调节正常的生理过程。

　　维生素 A、D、E 和 K 都是脂溶性的，必须在有脂肪存在的情况下才能被消化、吸收、和运输　如果脂肪摄入量过低，我们的皮肤就会变得干燥，头发会变得干枯，也会影响钙的吸收，还会影响正常的凝血机制，导致伤口不易愈合。

这样说起来，我就得一边减着脂肪，一边还得吃着大肉咯，那还能减肥吗？

▶ 应该吃什么样的脂肪

一些健康的脂肪不仅可以让我们在减肥的过程中得到必需的营养摄入，还可以加强我们的减肥效果呢。《柳叶刀》上发表了一篇有关减肥与脂肪摄入的研究成果：西班牙的研究人员将 7 447 名超重者随机分成 3 组，一组添加橄榄油的摄入，一组增加坚果的摄入，一组严格减少脂肪的摄入。通过 5 年的时间，对参与者体重和腰围进行监测。结果发现摄入橄榄油和坚果的两组，减肥效果要好于低脂饮食组。也就是说减肥时摄入脂肪并没有我们想象的那么恐怖，相反，健康的脂肪摄入反而会帮助我们减肥。

食用脂肪分为两类：饱和脂肪和不饱和脂肪。其中不饱和脂肪又分为三类，即单不饱和脂肪、多不饱和脂肪和反式脂肪。

三种脂肪中，名声不好的就是反式脂肪酸。它是由植物油氢化后产生的固体脂肪，属于人工合成脂肪，一般存在于饼干、奶油、爆米花和油炸食品中。反式脂肪酸会提高血液中的低密度脂蛋白（坏的胆固醇）和三酰甘油，还会减少高密度脂蛋白（好的胆固醇），造成血管阻塞，促成系统炎症，从而导致心脑血管疾病。

除了反式脂肪酸，牛奶和棕榈油中的饱和脂肪酸也同样被认为是有害的脂肪之一，它主要存在于红肉（牛、羊、猪）中，摄入过多可能会导致心脑血管疾病的发生。但英国心脏基金会在 2014 年的一项系统回顾研究中提出，他们并没有发现饱和脂肪酸与心血管疾病间的相关性。结合我国的具体情况，目前《中国居民膳食指南（2022）》建议依照美国心脏协会（AHA）的营养建议，在一日中将饱和脂肪酸的摄入限制在总热量的 7％以内。

最后是不饱和脂肪酸，它是科学家们提倡的健康脂肪，主要存在于牛油果、坚果、鱼肉和一些植物油当中。其中有两种不饱和脂肪酸必须从食物中获取，无法在体内合成，分别叫作亚油酸和亚麻酸。亚油酸可以有效地调节血液中的低密度胆固醇和三酰甘油，增强血管的通透性，帮助预防心脑血管疾病。而亚麻酸能在我们的体内合成生命因子 DHA，影响着我们的智力和视力，尤其在儿童大脑发育过程中具有十分重要的地位。

所以说，并不是所有的脂肪都是有害的，就算我们有一堆脂肪，也不能不摄入脂肪。脂肪摄入不足，不仅会降低我们的减肥效果，还会影响我们的健康，更会拉低我们的智商。根据美国心脏协会的建议，我们日常能量的 25％～35％ 主要来自健康的脂肪。大家开始适当吃一些坚果、橄榄油、三文鱼吧。

14 只吃水果不吃饭，就能防止发胖吗

"我要减肥，只吃水果""水果含糖量也高，热量也高，那我吃黄瓜"……只吃水果不吃饭，就能不发胖了？

今天，我们来讲讲三大营养物质中的糖类。

糖类主要是由碳、氢和氧三种元素组成，一般用通式 $C_n(H_2O)_m$ 表示，由于大部分糖类是碳和水组成的，碳元素是 C，水的化学式是 H_2O，所以大部分糖类都是碳和水的化合物。

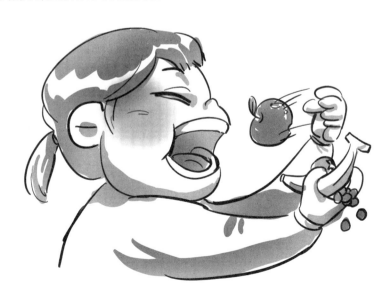

虽然有些化合物如鼠李糖（$C_6H_{12}O_5$）和脱氧核糖（$C_5H_{10}O_4$）的结构和性质都属于糖，但分子中氢氧原子数之比并不是 2∶1，即有的糖不是"碳水"。而有些化合物，如乙酸（$C_2H_4O_2$）、乳酸（$C_3H_6O_3$）等，它们的分子式虽符合 $C_n(H_2O)_m$ 的通式，但却不具有糖的结构和性质，所以有的"碳水"不是糖。但绝大多数糖都是"碳水"，比如我们经常听到的葡萄糖、果糖为 $C_6H_{12}O_6$，麦芽糖、蔗糖为 $C_{12}H_{22}O_{11}$ 等。

三大营养物质（糖、蛋白质、脂肪）中糖类和脂肪在一定条件下是可以相互转化的。"碳水"和蛋白质可以转化为脂肪，"碳水"和脂肪可以相互转化，只是"碳水"并不能直接转化为蛋白质，它需要氮的参与。

所以理论上，"碳水"是可以被替代的，因为蛋白质和脂肪都可以在人体中被转化为碳水化合物提供能量。脂肪同理，理论上也是可以被替代的。多吃的碳水化合物（米、面等）和蛋白质（牛肉、猪肉等）最终都会在人体变成脂肪，而不是"大块肌肉"。三大营养物质中只有蛋白质是不可替代的，因为无论是糖类，还是脂肪，都不能直接转化为蛋白质。

说了那么多，让我们看看水果吧。一般水果里有哪些营养成分呢？水果：（大量）水，果糖（碳水化合物）；（少量）蛋白质，（少量）脂肪。

表 1   常见水果的含糖量（%）

名　　称	含糖量	名　　称	含糖量	名　　称	含糖量
西　瓜	6.8	杨　桃	7.4	葡　萄	10.3
新疆西瓜	7.9	枇　杷	9.3	李　子	8.7
甜　瓜	6.2	樱　桃	10.2	鸭　梨	11.1
椰　子	31.3	柠　檬	6.2	菠　萝	10.8
草　莓	7.1	番石榴	14.2	蜜　橘	10.3
白兰瓜	5.3	猕猴桃	14.5	橙　子	11.1

注：以上数据来自杨月欣，《中国食物成分表标准版》第 6 版，第一册，北京大学医学出版社，2018。

表 2 常见米面的含糖量(%)

名　　称	含糖量	名　　称	含糖量	名　　称	含糖量
馒　　头	47	大　　米	77.2	蛋　　糕	67.1
面　　包	58.6	血 糯 米	75.1	面　　条	65.6
玉 米 面	78.4	糯　　米	78.3		

注:以上数据来自杨月欣,《中国食物成分表标准版》第 6 版,第一册,北京大学医学出版社,2018。

看到了吗?大米能够提供的碳水化合物差不多是西瓜的 12 倍,吃同样量的水果,你根本得不到米、面的热量供应,摄入的热量都不够你的基础代谢消耗,你一天也许吃 100 g 大米都还嫌不够的,你能吃下 1 200 g 西瓜吗?

如果你只吃水果,你的身体就开始动用你的储备能量,你的脂肪和蛋白质就开始分解了,感觉找到了"正确答案",好开心。但是……

你的蛋白质也不够,你储存蛋白质的肌肉也开始分解了,为你提供必需的氨基酸维持细胞正常工作,为你提供必要的糖类变成能量。所以只吃水果,你身体里的脂肪和蛋白质同时分解,你可能会因为能量摄入不够而产生饥饿感,继而会吃更多的水果补充"碳水",过多的糖类对你的胰岛功能产生了巨大的挑战,长此以往,你会瘦,没有肌肉的那种瘦,可能血糖还有点问题;没有足够的能量提供给大脑,你会没有精神,反应迟钝,因为大脑的正常运作主要需要糖类提供能量。

靠只吃水果减肥真的不健康,不可取。的确是这样的,水果里的蛋白质含量在配餐时几乎忽略不计,用水果餐减肥,唯一的好处就是能量低,同时你的身体要承担营养素单一带来的后果,蛋白质不足,生命的燃料不够,自然会关闭很多功能(如闭经等),体重是瘦下来了,但是给身体带来的危害会更大哦。

15 少睡觉、睡眠不足,是防胖还是变胖

睡不着,睡不着,就是睡不着:元宇宙、奥特曼、三星堆、未来已来……

它们都在眼前晃。

　　都吃 3 颗安眠药了，还是神清目明的，醒着呢！

　　晚上睡不着，白天醒不了，唉——没精神！

　　您知道睡眠不足带来的是什么吗？

　　睡眠对于我们每一个人来说都非常重要，每天我们的大脑接受各种各样的信息，尤其进入智能手机时代，海量的信息不问东西、不问时间地从手机里进入我们的眼睛、耳朵和大脑，而我们的身体、大脑可以 24 小时永不停息地工作吗？

▶ 睡眠对我们的身体都有哪些作用呢

　　我们现在已经知道，睡眠时虽然身体没有动，但大脑还是活跃的。睡眠其实是一系列非常活跃的大脑活动发生的过程，我们需要探索背后的原因：为什么我们需要睡眠？我们的大脑重约 1 360 g，但它却消耗了人体 25% 的能量。大脑这个器官在白天的时候消耗我们非常多的能量，所以我们需要睡觉，在减少全身能量消耗的同时，给大脑补充能量。这是睡眠比较重要的目的，否则的话，我们的大脑运行就会变得越来越慢，睡眠不足的时候大脑的反应时间是正常情况下的 5～10 倍。

　　同时，我们睡觉的时候要让神经元恢复。神经元是非常特殊的细胞，它们的数量是固定的，不像我们的血红细胞，会周期性更新，因为我们的脑细胞一旦死亡就不大可能复活。所以在我们睡觉的时候，我们的大脑需要清除有害的代谢物，而有害的代谢物被清除掉之后大脑就会变得更加有效率。大脑内，淋巴系统就像大管家一样，在我们睡觉的时候，脑内的淋巴系统会变得非常活跃，帮助我们把更多的代谢产物带走。如果我们睡眠不足，丧失一定的神经元，我们的记忆也会受损。

　　睡眠的另外一个目的就是与记忆有关，我们进入深度睡眠的时候，会把白天的短期记忆进行整合，变成长期记忆，或者是在睡觉的时候将白天学的东西进行重复，第二天起来，你就会对学过的东西掌握得更加熟练。进入深度睡眠后，我们的大脑会把已知的知识进行整合，这就是为什么我们有产生创意的能力,能够制造出非常多的信息,解决诸多神秘、深奥的问题,这些都是大脑在睡觉的时候做得非常有意思的事情。

▶ 睡眠不足更易发胖

医学研究表明,偶尔失眠会造成第二天疲倦和动作不协调,长期失眠则会带来注意力不集中、记忆力减退和工作力不从心等后果。近来,越来越多的研究表明,睡眠不足会导致肥胖,并与糖尿病的发病有关。流行病学研究显示,无论是对成年人还是儿童,睡眠不足都与肥胖风险的升高具有正相关性。而且睡眠对肥胖的影响在儿童中尤为明显。近期国内一项研究结果表明,睡眠不足会显著增加儿童、青少年肥胖和中心性肥胖的发生风险,保障学生每天 7~10 小时的充足睡眠可降低肥胖和中心性肥胖的发生风险。

▶ 睡眠的评价标准

标准一 入睡时间是否正常?

在儿童、青少年时期,常为 20 分钟。

成年人为 30 分钟之内。

标准二 睡眠时间是否充足?

在不同的年龄阶段,有不同的睡眠时间要求。7.5 小时是成年人的标准睡眠时长。根据国际上的数据统计,在 7~8 小时睡眠时间长度下,人的寿命是最长的。

不同年龄段睡眠标准睡眠时间如下。

新生儿:一般每天需要睡 20 多个小时。

儿童时期至初中一、二年级:睡眠时间最好保持在 12 小时。

成年以后:午休和夜间睡眠加起来保证能有 8 小时的睡眠。

标准三 睡眠质量是否良好?

一个人的睡眠质量是否良好,要从第二天的精神状态、学习工作效率、理解敏锐性、思维逻辑性、记忆力等方面判断。只有这些状态良好,才是优质的睡眠。

正常的生理睡眠分为三个状态:入睡前期、非快动眼睡眠(包括浅睡眠和深睡眠）和快动眼睡眠。每天晚上，正常睡眠时间为 7.5 小时。从浅睡眠到深睡眠，再从深睡眠回到浅睡眠，再到快动眼睡眠。完成一个睡眠周期，正常需要 1.5～2 小时。睡到天亮这个时间段大概需要 3～5 个睡眠周期，5 个睡眠周期就是 7.5 小时。

生理睡眠状态知识卡

浅睡眠：补充身体体力。

深睡眠：分泌生长激素，促进蛋白质合成，增强机体免疫力。

快动眼睡眠：增强记忆力，巩固白天所学知识。

---

16 只要运动，怎么吃都不会胖吗

一个来自灵魂的拷问：运动到底能不能减肥啊？

我们单位李姐最近想减肥，兴冲冲地报了一个瑜伽班，一个礼拜做 3 次瑜伽，坚持了小半年，可我却没见她瘦下来。还有楼下的邻居钱阿姨，每天早上雷打不动去游泳馆游泳，也不见她身材苗条、杨柳摆风嘛！

这样的困惑，我们都可能碰到：我需要减肥，我每天都运动，我能成功减肥吗？

一般来说，减肥的人都知道这个原则，叫"管住嘴，迈开腿"。简而言之，就是"吃得少""动得多"。为了消耗多余的脂肪，我们减肥的"万能公式"可不都是这样的嘛：要么减少摄入，要么增加消耗。我们前面说了"管住嘴"的话题，现在我们来说说"迈开腿"的问题。

运动减肥的原理是什么？

正常人能保持比较稳定的体重的原因是：在神经系统和内分泌系统的调节下，合成与分解代谢相对平衡。肥胖者的这种调节功能不健全，发生了代谢紊乱，合成代谢远远多于分解代谢，剩下的糖类、脂肪以脂肪的形式储存起来。通过运动，神经系统和内分泌系统可以得到改善，运动有利于调节新陈代谢，加快脂肪代谢速率，减少脂肪堆积。

运动能够增加脂肪和糖的消耗，人体从食物中摄入脂肪后，脂肪会在人体内分解为游离脂肪酸和三酰甘油，这两者进入血液中，留存在脂肪细胞中。人体摄入的脂肪含量越高，脂肪组织就会越多。另外，摄入过多糖类食物也会增加人体内的脂肪含量，因为糖能转变为脂肪。当人体的运动量增加时，体内游离的脂肪酸和葡萄糖就会消耗，给运动的肌肉组织提供能量，脂肪细胞不但不能储存，还可能被消耗掉一部分。运动消耗占每天能量消耗的 15％～30％，如果能够提高这个占比，那我们就有望消耗比摄入多，从而达到减轻体重的目的。

既然我们知道了运动有益于体内脂肪的消耗，那么怎样运动才能高效率地达成目的呢？

现在主流观点认为有助于减肥的运动分为两类，即：有氧运动、抗阻运动。

首先是有氧运动。我们会经常看到通过有氧运动减肥的建议，这是因为有氧运动是强度比较低的运动，人们在心理和生理上能够接受。有氧运动对身体的要求比较低，人们可以通过增加运动时间来增加运动量；运动强度和运动时间相乘得到运动量。运动量越大，消耗的能量也就越多，减少的脂肪自然就多。另外，有氧运动也是比较安全的运动，参加此类运动，不会轻易导致意外发生。常见的运动比如快步走、骑车、游泳、慢跑等，都是有氧运动。

我们再看看抗阻运动。抗阻运动的锻炼原理是通过对抗运动器械阻力来提升力量的一项健身训练。其目的主要是提升肌肉力量，比如增加肌肉爆发力，锻炼者可通过改变训练组数、次数、休息间隔方式等来提升运动效果，实现塑形目的。哑铃、沙袋、弹簧、橡皮筋等都是很好的锻炼方式。抗阻运动训练，可以大大提高新陈代谢率，助力身体消耗脂肪的能力。因为肌肉的活动需要消耗更多能量，而且抗阻训练有助于增加身体的肌肉含量和骨骼密度，哪怕是肌肉没有活动，你躺在那里，举哑铃、拉弹簧也在快速地消耗你的能量。对于想减肥的人来说，这就是抗阻训练必不可少的原因：它直指问题的核心——身体消耗能量的比率。

如果你只进行有氧锻炼，即使你吃得很少，结果也不会是最佳的。因为你的肌肉没有增加，甚至因为节食而减少，可能产生的结果是：你的体重可能会下降，但是你的整个体形将依然如故，唯一的区别可能就是你从之前的"大梨子"变成了"小梨子"。这样也不错，如果这就是你要追求的效果的话。进行抗阻运动，不仅可以消耗脂肪，而且可以真正改变形体——让肩膀变得圆润结实，腰看起来更细，姿态更加挺拔，双腿更加矫健，而且你会变得更加有力、自信和坚强！因此，尽管有氧运动确实有助于消耗脂肪，但要挺拔您的形体，适当的抗阻运动当然是最优选择。

所以，李姐和钱阿姨瘦不下来，是运动量不够，运动频率和节律不够，还是没有节食呢？也许都有吧。

17 我又饿了该怎么办

"我又饿了！"吃过饭才 2 小时，小王喊了起来。

"来个汉堡！"

"才吃过，又吃，小心变成猪。"

……办公室里，小伙伴们吵成一团。

怎么办？

进食行为是人类为了维持自身能量需要而摄入食物的过程，是保证人体生存的基本生物本能，对维持正常的生理功能活动具有重要意义。个体日常进食行为既包括以弥补能量消耗为目的、因饥饿而产生的生理性进食行为，也包括在非饥饿条件下因享乐和奖赏驱动而产生心理性进食行为。

想吃就有，一叫就来的时代，如何控制我们的饮食？认识要到位，饮食须有节！

2 000 多年前的中医经典著作《黄帝内经》开篇即讲"饮食有节"。节，原意是竹节的意思，可引申为调节、节制、节奏、节令、节气、季节、礼节、节约、气节等。那么"食饮有节"到底"有几节"？

▶ 调节饮食结构

健康饮食要力求营养均衡。现代营养学认为，人体需要的营养物质包括蛋白质、碳水化合物、脂肪、维生素、矿物质、纤维素、水这七大类，建议每天多食用几种食材。中医饮食指导更是源远流长，《黄帝内经》里讲"五谷为养、五果为助、五畜为益、五菜为充"，尤须记牢，饮食种类要多样化、搭配丰富，力求营养均衡。现在，人们最大的误区就是无论吃荤还是吃素，吃的谷物都太少，吃含皮谷物就更少。还有的人认为谷物就是碳水化合物，大大忽视了"五谷为养"，这也是误区。谷物是植物的种子，为了繁育下一代，它把最好的营养输送给了种子，以全成分谷物为主食，含有包括蛋白质等大部分营养物质，且能有效纠正膳食纤维过少，补养的是人的正气、清气，而不是邪气、浊气。《中国居民膳食指南（2022）》特别强调要适量吃全营养成分谷物，这样更容易达到整体营养、寒热平衡、酸碱平衡，从而做到营养均衡。

▶ 注意饮食节制

评价饮食有没有节制的标准，就是要看体重是否在标准范围。这一点对于现在很多超重的人来说都难以做到，因为贪吃。因此，生活中，我们一定要以饮食健康为第一原则，而不是以饮食美味为第一原则。吃动平衡是饮食的主要原则，饮食过多易导致肥胖。饮食要与年龄、性别需求相平衡。尽量吃新鲜食物，少吃加工食品；少食冷食，尽量少吃腌制、熏制、煎制食品。尤其要节制油腻食物，多采用蒸、煮、炖、焯，少用炒、煎、炸、烹的方法。"大饱伤脾"，饭吃得过多，易导致肠胃劳伤，摄入汤食或液体食物过多，容易把胃撑大，导致肥胖，所以要干稀搭配。

▶ 把握饮食节奏

人是昼兴夜寐的动物，因此"早吃好、午吃饱、晚吃少"尤为重要。晚饭少吃要配合早睡早起、不熬夜，晚饭不能晚于晚上7点。对于胖人和运动量少的人，也可以适当不吃晚饭或过午不食。不饥不食，未饱先止，每餐之前要有饥饿感，因为饥饿感能调动免疫力；不可等到太饿时再吃，因为太饿的时候容易让人饥不择食、狼吐虎咽，反而吃得更多。对于要减肥的人，水果、坚果要放在餐前；对于要增重的人，水果、坚果可放在餐后。瘦人想增重，每顿饭也不要吃太饱，而是要少食多餐。吃饭应细嚼慢咽，每次吃饭的时间不要少于 20 分钟。

18 压力大、不开心会长胖吗

"怎么老想吃？火锅、西瓜、冰激凌……"
"你最近是不是压力有点儿大？"
"诸葛亮！你怎么知道的？"

你知道吗，肥胖也不全是多吃少动造成的，还有一种肥胖是压力过大导致的。如果是工作压力过大导致的肥胖，可能就是"工伤"了吧……这种肥

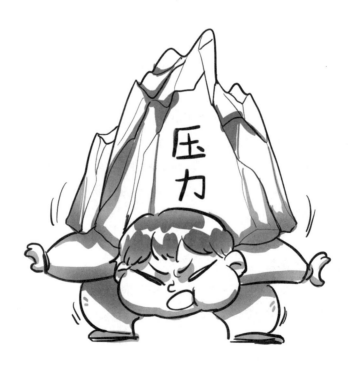

胖叫"压力型肥胖"。

"压力型肥胖"是指由于学习和工作紧张、心理压力大，影响到"压力激素"（应激性激素）的分泌。下丘脑-垂体-肾上腺皮质功能紊乱，引起皮质醇分泌增加，导致暴饮暴食，体内脂肪堆积。所以，有的人压力大，就喜欢买买买；有的人压力大，就喜欢吃吃吃。这都是有迹可循的。

▶ 学习、职场压力大到底通过哪些"作用通道"导致肥胖的呢

作息紊乱、代谢下降　有些上班族作息不太规律，加班或应酬多，黑白颠倒成了普遍现象。由此可引起代谢下降和内分泌失调，加上饮食不合理和运动量不足，热量和血糖便转化成了脂肪。

压力过大、暴饮暴食　工作压力大，胃口也随之变大，高压下肾上腺皮质醇分泌增多，从而增加了人们的食欲，提高人体对碳水化合物的需求。同时，压力大的人群排毒和代谢能力非常弱，加上激素分泌也失调，导致了肥胖的产生。

长期久坐、缺乏运动　调查数据表明，久坐和少运动是产生"过劳肥"最主要的原因。不正确的坐姿也会使身体血液循环和代谢变慢，体内毒素和垃圾无法排出体外，不仅容易引发肥胖，人体本身的免疫力和工作效率也会下降。

饮食混乱、营养不均　虽然大量工作、学习也会消耗热量，但由于工作时间限制，白天大部分职场人士可能会选择快餐类食品，这些食品的热量比较高，到了晚上才有时间好好吃一顿。放下工作、放松身心，"战场"上压力大的人群，走出"阵地"，走向心心念念的浓油赤酱、麻辣烧烤……他们普遍偏好重口味食物。长此以往，热量的吸收便失去平衡，身体自然而然就肥胖了。

追求事业的成功和美好的未来非常值得称道，也是人类生存和社会进步的动力。但身体是革命的本钱，健康的身心是保持奋发进取的前提条件。在努力工作的同时，也要学会善待自己。善待自己，就得学点儿健康饮食知识。

▶ 纠正错误的生活习惯，及时减压，是善待自己的好方法

规律作息　很多上班族工作较多，难以按时休息，但因为许多排毒代谢都只有在熟睡中才能进行完全。因此，无论多繁忙，也要尽量保证在晚上

11 点左右睡觉。到了周末也要早睡早起。

释放压力　可选择听一些悦耳动听的音乐来缓解压力，从而调整自己的情绪。同时，可以将灯光调亮，因为在灯光明亮的环境下，可以使心情变平稳的多巴胺和 5-羟色胺的合成能力就会变强。

行动起来　学会"钻空子"运动。上下班的时候尽量走楼梯、步行，利用接水和上厕所的时间充分活动一下筋骨，坐在椅子上也可以每隔 1 小时扭动脖颈和腰部，再伸缩腿部促进血液循环，找时间让自己动起来。

合理饮食　尽量选择低盐、低刺激的清淡饮食。这是控制热量、有效减肥，还可以保护肠胃的方法。办公室内最好不要摆放油炸、烧烤、烘焙和膨化零食，可以用新鲜水果当零食。

19 疾病也会让我长胖吗

"最近，医生说我病快好了，胃口也好了。"小李高兴地告诉闺蜜。

"是啊，看你最近的气色多好，还有这肉肉，小脸一掐都能出水儿。爱了爱了！"闺蜜打量着说。

"看样子，治疗多囊卵巢综合征的药还真管用。"小李发自内心地觉得自己找对了医院、找对了医生。

可是，她不知道的是，病情好转了、胃口变好了，都与药里的激素有关。她已经服用 1 年多了。

▶ 什么是继发性肥胖？它和普通肥胖有什么区别

我们普遍认知的肥胖多属于单纯性肥胖，主要是由营养超标、运动不足、饮食、遗传等非疾病因素导致的肥胖，单纯性肥胖占总肥胖比例的 90％以上。另一种肥胖类型就是继发性肥胖，是指有明确的诱因而导致的肥胖，大部分都是由于身体内分泌疾病引起或者是一些药物因素所导致的肥胖。比如身体出现多囊卵巢综合征、糖尿病、甲状腺功能减退，长期应用激素类的药物等，都可以导致继发性肥胖发生。

▶ 肥胖导致糖尿病？还是糖尿病更易致肥胖

随着我国经济社会水平快速进步，物质生活的条件不断优化，我们的日常饮食结构也在发生显著的改变，肥胖症及糖尿病成为患病比例急剧上升的病种之一，很多人两种疾病同时傍身，那两者之间到底有没有关系？

肥胖会增加患 2 型糖尿病的风险，过量摄入碳水化合物可能导致有遗传易感性的人更早患上 2 型糖尿病，但肥胖不是 2 型糖尿病的主要原因。基因上容易患 2 型糖尿病的人是肥胖的高危人群，因为他们的肌肉和胰岛 β 细胞具有内在的胰岛素抵抗，会促进葡萄糖和胰岛素的释放。这种抵抗导致肝葡萄糖生产增加和胰岛素水平升高，这是糖尿病患者肥胖的主要原因，也可以理解为 2 型糖尿病患者的代谢环境容易过度产生和储存脂肪，但肥胖本身不会造成 2 型糖尿病患者的代谢和内分泌异常，所以肥胖不会直接导致 2 型糖尿病，但 2 型糖尿病的演变确实会导致肥胖。

▶ 多囊卵巢综合征患者的肥胖困扰

多囊卵巢综合征（PCOS）是一类复杂的内分泌和代谢紊乱疾病，育龄期女性为主要患病人群，近几年也有低龄化的趋势，PCOS 主要表现为月经推迟、多毛、痤疮、肥胖、不易怀孕等症状，PCOS 在育龄期妇女中的发病率达 6%～25%，在肥胖人群中的发病率高达 41.3%，虽然说肥胖并不一定是患有多囊卵巢综合征，但是由于激素在从中作怪，肥胖就和多囊卵巢"纠缠不清"了。多囊卵巢综合征的患者身体内雄激素的分泌会增多，内分泌平衡会被打乱，这样就很容易使人肥胖；肥胖能够诱发高雄激素血症和胰岛素抵抗，进而加重多囊卵巢综合征患者的病情，也就是说肥胖、高雄激素血症＋胰岛素抵抗、多囊卵巢综合征三者之间形成了恶性循环。

▶ 对于继发性肥胖除了相关原发病的治疗，我们有什么防治措施

认知和行为干预 认知行为疗法是改变患者的肥胖和体重控制既有观点和知识，建立信念，同时鼓励采取有效减轻并维持体重的行为措施。常见

的认知行为疗法包括自我管理如饮食日记、控制进餐时间等。

医学营养治疗　医学营养治疗的总体原则是减少食品和饮料中热量的摄入从而减少总摄食量。热量摄入的控制应该考虑到个体化原则，兼顾营养需求、体力活动强度、伴发疾病以及原有饮食习惯。建议增加谷物和富含纤维素食物以及蔬菜、水果的摄取，食用低脂食品，减少高脂食物的摄取。

运动减脂　除了增加热量消耗和减少脂肪之外，运动减脂还具有以下优点：减少腹内脂肪，增加瘦组织（包括肌肉和骨组织）的量、降低血压、改善糖耐量和胰岛素敏感性，改善脂代谢、增强体质，增加对饮食治疗的依从性。只要坚持，您的体重控制就会如你所愿。

精神、心理支持　精神、心理层面的支持是容易被大家忽视的点，这方面的支持对于肥胖的成功治疗是十分重要的。这种支持既包括在整体管理措施中对患者进行一般性的心理疏导，也包括对相关的精神疾患如焦虑、抑郁等的治疗。

中医综合干预　近年来，包括"治未病"门诊在内的中医药治疗肥胖病，效果有目共睹，运用中医药治疗肥胖症，采用内外兼治，药、食、动联合综合治疗，可获得良好的疗效，常见的中医防治方法有针灸、穴位埋线、拔罐、耳针、中药、药膳等。

20 周末撮一顿，也能不怕长胖吗

"喂，老张，我家楼下新开了个餐馆，味道可好了，哥几个周末撮一顿！好久没聚了！"

"不了，我正减肥呢！"老张笑了笑，略显无奈地说。

"减肥就差这一顿？不要紧的，又不是天天吃，老王老李都来的，就差你了，你必须给面子！吃了这回，我们哥几个陪你一起减肥！"

"这——好吧，我来，少吃点。"老张下意识摸摸滚圆的肚子，摇摇头，脸上五味杂陈。

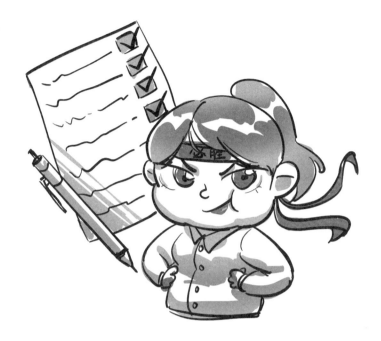

老张的事，你碰到过没？减肥期间，最困难的就是下班后、周末日总有朋友聚餐、家族聚会、生日聚会、婚礼喜宴等，山珍海味、大鱼大肉、甜食糕点那是"十项全能"，个个诱人啊！所以，我们一到周末，可能就是口福爆棚、体内能量超标，甚至"吃一顿，长两斤"，经过一段时间的努力好不容易才减了二两，这下可好，前功尽弃！

要想完美应对周末的"山珍海味"，就需要制定一整套"作战计划"，要将减肥当作一种生活方式，去享受减肥生活的乐趣。避免负面情绪也能帮助减肥！

▶ 扔掉零食，出门走走

周末宅在家，很容易随手拿起一袋零食、甜点。所以，周末要安排出去走走，逛逛街，好好享受闲暇时光，保持快乐的心情。

▶ 制订一份易实现、有弹性的饮食方案

平时饮食控制太严格，容易滋生"周末补偿一下自己"的大胆想法。制订更有弹性、更人性化的饮食瘦身计划，更有利于坚持，循序渐进。

▶ 选择口感好、热量低的蛋白质食物

蛋白质食物能增加饱腹感，其中动物蛋白效果更好。我们可挑选脂肪含量较少的精瘦肉或者鸡胸肉，烹饪时应避免使用过多的食用油，蒸煮更佳，同时也需要控制好摄入的总量，这样既有营养，又能减少热量摄入。

▶ 多吃富含纤维素的食物

富含纤维素的食物，不仅能帮助肠道清理"垃圾"，而且能延长饱腹感的时间，使空腹时间缩短，这样坚持下去自然就忘了"零食"。

▶ 常备矿泉水

尽量少喝软饮料，避免钠元素摄入超标。多喝水可以促进体内代谢循环，及时排出体内的水分。聚会中多喝一些矿泉水，不仅能增加饱腹感，还能促进代谢。

▶ 摄入糖类要适度

糖类是人体必需的营养素之一。我们每天需要摄入一定量的糖分，但很容易就摄入过多，最终导致肥胖的发生。因此，我们每日三餐可以用蔬菜来替换主食，并且按照早中晚三餐顺序递减糖类的摄入量。

21 古人"过午不食"，有科学依据吗

"过午不食"很多人都听说过，这是佛教的戒律之一，也是中国文化的传统说法。最近，南方医科大学张惠杰教授团队历时 3 年多完成的一项研究，在国际上首次明确了时间限制性节食的肥胖治疗模式主要得益于能量限制，革新了过去人们对节食模式的传统认识。说明它是有科学依据的。

今天的人们，不少采取"轻断食"的方法减肥，也属于此类节食减肥。

以古法来待今天,还需掰开说。

古代由于火源的稀缺,故为"日出而作,日落而息",也就是傍晚之后不再会有大量的体力劳动;加上食物数量和品种都较为稀缺,一到青黄不接时,往往饥荒处处,所以有专家说中国人是饥饿体质。而现代社会生活节奏加快,对于很多人来说,夜晚的降临并不意味着可以休息,而是需要继续体力或脑力劳动。因此,"过午不食"能否提供1天活动所需的能量,能否避免低血糖风险犹未可知,这仅是一项没有科学论证和样本调查的传统习俗(部分人遵守)。

不过我们可以从"过午不食"演化成"过五不食"。也就是在下午5点之后不再进食,也是现在比较流行的"8+16轻断食法"。即1天24小时内的16小时中不吃东西,其余的8小时可以正常饮食,但这并不意味着您就可以暴饮暴食。

王小姐最近因为越来越丰满的身材、难以抑制的食欲而发愁,无论怎么运动,最后都会拜倒在"美食"的石榴裙下。于是她在医生的指导下,开始实施"8+16轻断食法",坚持每天打卡。王小姐并不是在进食的8小时胡吃海塞,而是根据医生的建议吃一些低热量的食物,摄入充足的蛋白质、蔬菜和有益脂肪,同时保证每天的主食以粗粮为主,配合适当的运动。毕竟是年轻人,其间王小姐也偶尔"破戒"吃了高热量的饮食,一顿自责悔过后又开始轻断食的旅途。就这样断断续续坚持了3个月,体重也下降了5 kg,逐渐养成了健康的饮食习惯,对美食的渴望"潮退花谢曲也终",欲望不大了,王小姐现在经常挂在嘴边的一句话就是:"原来减肥也是可以痛后更甜、柳暗花明的。"

研究表明,轻断食不仅可以降低体重,减少脂肪,还能降低胆固醇和三酰甘油,增加血液中的红细胞和血红蛋白含量,改善大脑功能,降低高血压、哮喘、糖尿病、肿瘤和关节炎的发病率,坚持下去,自然就会延长寿命,提高生命质量。前几年,发表在《细胞代谢》杂志上的一项研究表明:8小时饮食法不仅有助于保持身体健康,而且更有助于减脂。

所以,"过午不食"虽然不适合我们,但"过五不食"却是一个新的、可行的减肥思路,在轻断食的基础上健康饮食,适当运动,不仅可以减肥,更重要的是养成健康的生活习惯。

中篇

学"治未病"高招，对付肥胖

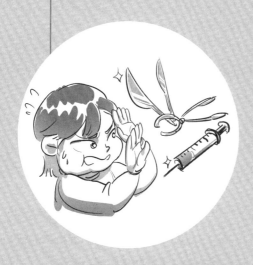

第三章
想要战胜它，先要了解它

22 怎么计算能量

把人比成车，食物比成汽油，你如何让其刚刚好？食物变成的能量，正好满足一天的消耗；如果有富余，它就变成负担了，日积月累，就成了身上的肉肉！油箱里装满汽油，它不会到处乱跑；但人不一样，这些"油"会跑到你的胳膊、腿、心、肝、脑里，让你变得肥头大耳，血压高、血脂高、血糖高，样样高高高，就是收入不见得高。

要想控制体重，能量是一个绕不开的话题。日常生活中，我们是否清楚知道自身的能量需求，又是否明白我们身体的能量代谢有哪些途径呢？一般来说，进食的每一样食物都会产生能量，当摄入能量大于消耗能量，多余的能量就会被贮存体内，导致能量过剩，结果就是体重增加，当摄入能量小于消耗能量，则会相反，表现出来就是体重减轻。

对一般的上班族而言，属于轻体力劳动者，每天正常摄食能量标准是女性 1 800 kcal、男性 2 250 kcal。日常饮食中，食物里的碳水化合物、脂肪、蛋白质，在体内都能转化为能量。碳水化合物产生能量：4 kcal/g；蛋白质产生能量：4 kcal/g；脂肪产生能量：9 kcal/g。

▶ 人体能量消耗

人体能量消耗包括基础代谢、身体活动和食物热效应,特殊生理条件,如未成年人的生长发育需要、孕期和哺乳期的额外需要、创伤患者的康复需要,情绪和精神状态以及环境气象条件。在个体差异的基础上,对成年人的能量消耗可以进行测量或评估。基础代谢约占人体总能量消耗的60%～70%,体力活动约占总能量消耗的15%～30%,食物热效应约占10%,正常人这三者的比例大致固定,但是肥胖或者疾病状态下会有一些变化。

能量的单位　卡(calorie),千卡(kilocalorie,kcal),千焦耳(kilojoule,kJ)。

换算关系:1 kcal=1 000 cal,1 kcal=4.186 kJ。

1 kcal:是指1 000 g纯水的温度由15℃上升到16℃所需要的能量。

基础代谢　基础代谢指人体在基础状态下的能量代谢,即在清晨而又极端安静的状态下,不受精神紧张、肌肉活动、食物和环境温度等因素影响时的能量代谢。基础代谢是维持机体生命活动的最低能量消耗。影响基础代谢率的因素有很多,包括:① 身高、体重和人体构成:体表面积越大,通过体表散热就越多,基础代谢的能量消耗也随之增加;② 年龄和性别:女性的肌肉量少,脂肪量多,基础代谢率较男性低,而孕期和哺乳期时升高,老年人的基础代谢率显著低于年轻人;③ 激素水平:甲状腺素可以增加几乎所有细胞的新陈代谢率从而增加基础代谢,肾上腺素可以使交感神经系统兴奋、心率加快,增加基础代谢率;④ 气候和温度:在适宜的环境中,基础代谢率会降低,而过高和过低温度时基础代谢率会增加,寒冷时的能量消耗更大;⑤ 其他:咖啡因、尼古丁和乙醇等导致机体兴奋性升高,也会提高基础代谢率。

食物热效应　食物热效应也称食物特殊动力作用,是指因进食而导致的能量额外消耗,在人体进食过程中,营养素的消化、吸收、代谢和转化需要消耗额外的能量,并同时致体温升高和能量散发。不同食物的热效应不同,脂肪的食物热效应最低为4%～5%,糖类为5%～6%,蛋白质为30%,混合性食物占比为10%。

身体活动　身体活动所消耗的能量占人体总耗能的15%～30%,活动量大者占比更高。无论是锻炼还是日常工作,体力活动均消耗能量。体力活动消耗的个体差异巨大,依赖于身材和运动习惯的效率,长期久坐的人活动消耗显著减少；与人体肌肉量明显相关，肌肉量大的人活动消耗也越大。在估计能量需求时，可将体力活动分为轻度、中度和重度，并给予不同的能量系数。

人体基础代谢的需要基本能量计算　人体基础代谢能量消耗（BEE）的简单算法如下。

$$女子：基本代谢能量（kcal）＝体重（kg）\times 21.2$$

$$男子：基本代谢能量（kcal）＝体重（kg）\times 22.3$$

表3　不同生活方式和人群的身体活动水平

生 活 方 式	从事的职业或人群	PAL
休息，主要是坐位或卧位	不能自理的老年人或残疾人	1.2
静息生活方式/坐位工作、很少或没有重体力的休闲活动	办公室职员或精密仪器机械师	1.4～1.5
静息生活方式/坐位工作、有时需走动或站立，但很少有重体力的休闲活动	实验室助理、司机、学生、装配线工人	1.6～1.7
主要是站着或走着工作	家庭主妇、销售人员、服务员	1.8～1.9
重体力职业工作或重体力休闲活动方式	建筑工人、农民、林业工人、矿工、运动员	2.0～2.4
有明显的体育活动量或重体力休闲活动（每周4～5次，每次30～60分钟）	训练中的运动员	＋0.3（增加量）

根据上述基础代谢能量消耗（BEE）、不同生活方式和人群的身体活动水平（PAL），可以估算成年人能量推荐摄入量（TEE）。

$$TEE＝BEE\times PAL$$

▶ **如何保证适当的能量摄入**

优化主食结构　提到主食，就会想到碳水化合物，碳水化合物是三大产能营养素中提供能量最快的营养素。正常人体摄入大量碳水化合物,可使血糖快速升高,刺激胰岛素分泌增加,从而提供人体可直接利用的葡萄糖,并将多余的葡萄糖转化为糖原和脂肪储存起来。肥胖的最主要原因是饮食摄入能量过多、体力消耗能量过少而导致脂肪合成增加。如果单纯限制碳水化合物,而不限制总能量摄入、增加能量消耗,往往会进入减肥误区。其实在三餐饮食当中,可以优化一下主食结构,能让减肥事半功倍。人们常喜欢精制的白米、白面,殊不知它们消化、吸收、代谢的速度很快,为了缓和一下,可以添加全谷类、杂豆类和薯类,一起烹制成二米饭,三米饭。这样做,既不丢失主食带来的营养素,又可以延缓饥饿感,最终达到控制体重的效果。

控制脂肪摄入量 脂肪是人体不可缺少的一部分,主要从烹调油和动物食品中获得,其中烹调油是提供人们所需脂肪的重要来源,占总脂肪的一半以上。烹调油可分为植物油和动物油。常见的植物油如大豆油、花生油、葵花籽油、菜籽油、芝麻油、玉米油、橄榄油等;常见的动物油如猪油、牛油、羊油、奶油(黄油)等。动物油所含脂肪酸比例与植物油脂不同,不同植物油中,脂肪酸的构成不同,各具营养特点。如橄榄油、茶油、菜籽油的单不饱和脂肪酸含量较高,玉米油、葵花籽油则富含亚油酸,胡麻油(亚麻籽油)中富含 α 亚麻酸。因此应经常更换烹调油的种类,食用多种植物油。专家建议每天脂肪提供的能量占每天摄入总能量的 25%～30%,控制体重期间,烹调油的用量根据总能量的不同,摄入量控制在 20～30 g,并控制烹调油以外脂肪的摄入量,比如动物内脏、动物皮、肥肉和荤汤等。

补充适量的维生素和矿物质 蔬菜、水果中含有大量的维生素、矿物质、膳食纤维、植物化学物质,是补充身体能量必不可少的东西,也是平衡膳食的重要组成部分。《中国居民膳食指南(2022 版)》推荐每天蔬菜摄入量 300～500 g,深绿色蔬菜占一半;每天水果摄入量 200～350 g,这里要注意的是蔬菜和水果不能相互替代,因为它们属于不同食物种类,其营养价值各有特点,作用各有差异。

另外,控制体重期间,每天应摄入 300 mL 的牛奶或相当量的奶制品,可以保证体内钙的需求量,大豆及其制品也是钙的良好来源,同时也富含丰富的膳食纤维,对延缓饥饿、控制体重大有裨益。

23 如何科学有效地掌握减肥速度

　　减肥是个细活、考验心气儿的活。

　　"我在减肥,本周开始每天只吃蔬菜,牛奶也不喝了。"王小姐郑重地宣布。

　　"好! 祝你减肥成功!"同事一脸的赞许。

　　……

　　"我扛不住了! 连街也不敢上了。"2 周后,王小姐沮丧地说。

　　"为什么?"

　　"那个香! 各种香!"王小姐声音高亢,"索命!"

　　"那走吧。"同事带着王小姐上街去了。

　　控制热量摄入并适当锻炼是一种有效的减肥方法,也被大多数医师看作是较健康的减肥方法。其原理相当简单,当每天摄入能量不足以提供身体的能量消耗,人体就会调用其体内存储的糖类和脂肪,当脂肪被分解并为身体提供能量时,减肥过程就开始了。

　　国际上推荐的科学减肥速度是周减 1～2 磅(0.45～0.9 kg)。为了方便计算,按等于 0.5～1 kg 来算。要达到这样的一个减肥速度,需要每天能量亏空 500～1 000 kcal。假如亏空 1 000 kcal,可以通过饮食减少 500 kcal 摄入和运动增加 500 kcal 消耗,这容易做到吗? 其实并不容易。试想少吃 500 kcal 的食物,饥饿感比较明显了,运动消耗 500 kcal,以步行为例,需要走 2.5 h,也有人会认为摄入的食物再少一点,运动时间就可以短一点,似乎也很容易坚持,但是这样的方式能长期坚持吗? 就算在控制体重期间,身体所需要的营养也要跟进,以防体重没下降多少,减肥的"负加值"出现了。

　　所以根据上面的计算,重新定每月的减肥目标,可以从每周减 1 斤(0.5 kg)开始。饮食上减少 300 kcal,运动消耗 200 kcal,虽然每天只有 500 kcal 的能量亏空,但是对减肥人士的生理和心理都是有利的,1 天控制 500 kcal,1 周控制 3 500 kcal,减重 1 斤(0.5 kg),虽然感觉体重下降速度有点慢,但实际上如果能长期坚持,并纠正不良的生活及饮食习惯,身体的改变会大有收获。更需要提醒的是,因为生理原因,体重下降速度都会呈螺旋式下降,所以在减重过程中,会出现小平台期。当减重者坚持执行减重处方,让身体逐步建立一个新的平衡之后,体重将会进一步下降。

24 看懂食品标签,认清真相

　　《论语·乡党》有一则记载:康子馈药,拜而受之。曰:"丘未达,不敢尝。"季康子送药,孔子拜谢接受,然后说:"我孔丘不了解这药的药性,不敢吃啊。"

　　圣人孔子为我们树立了一个好榜样!

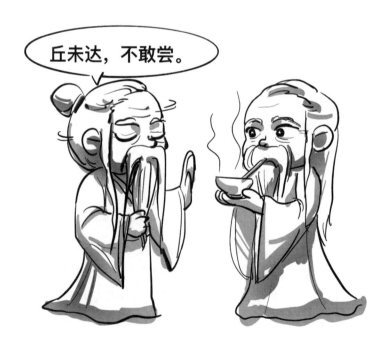

对于入口的、关系自身健康的食品，我们要谨慎。

了解食品，首先要认真识别食品的标签。食品标签是指预包装食品容器上的文字、图形、符号，以及一切说明物。我国《食品安全国家标准预包装食品标签通则》(GB 7718—2011)规定：预包装食品是指预先包装于容器中，以备交付给消费者的食品。食品标签的所有内容，不得以错误的、引起误解的或欺骗性的方式描述或介绍食品，也不得以直接或间接暗示性的语言、图形、符号导致消费者将食品或食品的某一性质与另一产品混淆。此外，根据规定，食品标签不得与包装容器分开；食品标签的一切内容，不得在流通环节中变得模糊甚至脱落，食品标签的所有内容，必须通俗易懂、准确、科学。食品标签是依法保护消费者合法权益的重要途径。

食品标签里"暗藏玄机"，在食物包装上都规范的打印着国家标准制定的种种说明，其中有一个表格需要特别关注，那就是营养成分表，它可以代表所包装的食物中每 100 g 所含有的营养成分，读懂这个表，我们就能清楚自己大约吃了多少营养素到身体里去了，也能很好地教会我们分辨高糖、高脂、高盐、高蛋白质的食物。接下来详细教会大家认识这张小表格。

表 4 营养成分表

项　　目	每 100 mL	NRV%
能量	267 kJ	3%
蛋白质	1.1 g	2%
脂肪	0 g	0%
碳水化合物	14.6 g	5%
钠	22 mg	1%

表 4 为某品牌 500 mL 的乳酸菌饮料，首先看碳水化合物，每 100 mL 中含有 14.6 g，那么这瓶饮料含有糖 5×14.6＝73 g，如果配料表中只有添加白砂糖，那喝完这瓶饮料就相当于喝进去 73 g 糖，远远超过了推荐的每天 25 g 糖。由这个例子我们可以计算身边的很多食物所含有的糖、油、盐是否超标。

我们国家有规定，所有的预包装食品，必须要在外包装上印上营养标签，包含配料表、营养成分表、营养声称等，不然就是违规产品。

▶ **食品营养成分表里必须标注的内容**

4 种营养素（蛋白质、脂肪、碳水化合物、钠）＋1 个能量　当配料表里有可能含有反式脂肪酸的原料（氢化和或部分植物油、植脂末等）时，必须标注反式脂肪酸的含量。

上面 5 个项目对应的具体数值　一般是"每 100 g"含有多少，饮料的话用"每 100 mL"，很多能量比较高的零食会用"每份"或"每包"。

营养素参考值％（NRV％）　国家对每种营养素都有 1 个普通成人的每日摄入量推荐值，后面的百分数值就代表了你吃下 100 g/mL 的这个食物用掉了你今天多少的份额。

总之，通过查看营养成分表，有意识地去计算所摄入营养素的量，可以帮助自己和家人获得更加全面、更加均衡的营养，再通过适当的体育锻炼，保持良好的心情，必然使你拥有更加健康的身体。

25 药物减肥，你了解吗

"哎，我昨天刷手机，发现一款新药，不减食，不运动，饭后 1 粒，轻松减肥。"

"怎么啦？"

"我想试试。"

"你都试多少回了！我早就跟你说了：减肥是事业，成功无捷径，唯有管住嘴、迈开腿！"

确实，减肥不是一蹴而就的事情，除了健康的生活方式及饮食控制，最重要的是要有持之以恒的决心。目前市面上减肥的方式五花八门，大多数

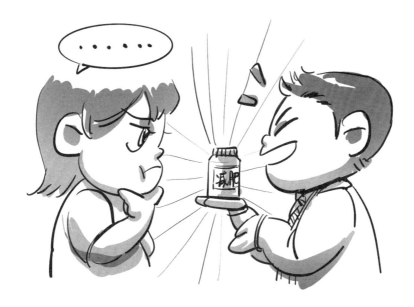

人都在寻找减肥的捷径，因而许多人盼望着减肥灵丹妙药的出现，这样就可以不用锻炼、不用节食，而能快速瘦身。

殊不知，商家们正是抓住了顾客"胡吃海喝能减肥"的心理，推出令人眼花缭乱的减肥产品，除了"没有最贵，只有更贵"外，您买回来的往往都是问题产品，且在减肥的路上渐行渐远。众所周知，是药三分毒，减肥药可以随便吃吗？市面上减肥药种类繁多，其安全性不容忽视，减肥药到底有哪些类，作用机制是什么，有无不良反应？让我们一起来看看减肥药的"庐山真面目"吧。

▶ 常见的减肥药类别

左旋肉碱 脂肪酸β氧化的关键辅酶，促进脂肪酸进入线粒体进行氧化分解。配合运动可能会有一定的减重效果，但也只是一种营养补充剂，且并未被批准用于减肥。部分人群服用后，可能发生头晕、恶心等不良反应。

酵素 酵素的主要成分为各种酶，酶作为一种蛋白质，口服摄入立即会被全部分解，所以其实口服之后对身体并没有什么作用。

各类减肥茶 减肥茶的主要成分大多是导泻剂和利尿剂。主要原理类似于泻药，腹泻减肥的方法会影响氨基酸、糖类、维生素等的吸收而引起营养不良，还可能损伤消化道黏膜，引起胃炎等胃肠道疾病。

二甲双胍　二甲双胍不能作为单纯性肥胖的治疗药物。二甲双胍是一种治疗糖尿病的处方药,必须经由医生开具处方后才可使用。二甲双胍最常见的不良反应是消化道反应,包括腹泻、恶心、呕吐、腹痛、消化不良等。如长期服用二甲双胍,还可能会导致大便异常、味觉不适、维生素 B_{12} 缺乏性贫血,甚至导致乳酸中毒。更为重要的是,二甲双胍并不是对所有人都有减肥效果。对胰岛素产生抵抗的患者或糖尿病患者使用二甲双胍后体重减轻较为明显。对于无糖尿病、无胰岛素抵抗的人群,二甲双胍的减轻效果很弱,且不明确。换句话说,正常人使用二甲双胍减肥不太可取。

奥利司他　可抑制脂肪酶,从而减少脂肪的吸收,降低胆固醇的含量。但其常见不良反应令人有些"尴尬",如油性斑点,胃肠道排气增多,脂肪泻,大便次数增多,甚至失禁。此外,使用奥利司他有引起罕见但严重肝损害的风险。对于正在使用奥利司他的患者,一旦出现任何肝功能障碍的症状和体征,如食欲减退、瘙痒、黄疸、尿色深、粪便色浅、右上腹痛等,应立即停药就诊并检验肝功能。

利拉鲁肽　2010 年被批准用于 2 型糖尿病的治疗,2014 年又被批准用于减肥。该药为 GLP1 受体激动剂,是一种胰高血糖样肽-1 类似物,可促进胰岛素分泌,延迟胃排空,增加饱腹感。对于 2 型糖尿病伴超重或肥胖患者,可将利拉鲁肽添加到一线药物二甲双胍的联合治疗方案中。如在利拉鲁肽加量时出现恶心等副作用,则不宜继续增加剂量,直到患者具有更好的耐受性或不良反应消退之后,才可考虑加量。

苯丁胺　虽然苯丁胺被 FDA 批准用于减肥,但不推荐长期使用,且苯丁胺在突然停药后体重很可能会反弹。苯丁胺的长期应用,仅限于没有心血管疾病证据或药物滥用病史的患者,且患者有使用该药确切临床疗效的证据、稳定的基线心率和血压值。

托吡酯　托吡酯的单药疗法可为情绪化进食、暴饮暴食症患者带来较好效果,且能够在一定程度上防止代谢性减重手术患者的体重反弹,但目前托吡酯单药制剂尚未被 FDA 批准用于减肥。

纳曲酮/安非他酮　这两种药物均被用于对尼古丁和乙醇依赖的治疗。安非他酮单药疗法适合肥胖伴有抑郁症状患者的减肥治疗;纳曲酮/安非他酮缓释剂适用于食物成瘾的肥胖患者。纳曲酮/安非他酮缓释剂的不良反应在患者中很常见,如恶心等。如果患者在 12 周内减重不超过 5%,应中止服药。

友 情 提 示

美国对处方减肥药批准适应人群为 BMI＞30 kg/m² 的肥胖人群,大多数人都不是吃减肥药的适应人群！减肥没有捷径,健康才是最重要的。

---

26 手术减肥你敢吗

打开网络、微信,只要你输入"减肥　手术"关键词,马上跳出很多页面,案例极多:美国的美眉减肥成功了,但牙齿全落了;大明飞往某地减肥,手术器械全部是定制的,成功减重 300 斤……这些眼花缭乱的"减肥人间",你敢迈腿进入吗?

人们对于"手术"的恐惧是根深蒂固的。所谓"身体发肤受之父母",为了减肥而在身上"动刀子",对于大部分人来说是畏而远之的。然而,随着医学的发展、科学的进步以及人们对于"苗条"的追求,手术减肥近年来逐渐进入大众的视野。肥胖症的治疗,一般先采取保守疗法,包括体育锻炼、用药、调节饮食和精神、心理治疗等。疗效不佳,才可考虑采取外科疗法。目前,一般主要的手术减肥方法有空肠回肠短路术、吸脂术、切脂术等。

▶ 3 种减肥手术

空肠回肠短路术　这种手术是将人体的小肠缩短,使食物在较短的时

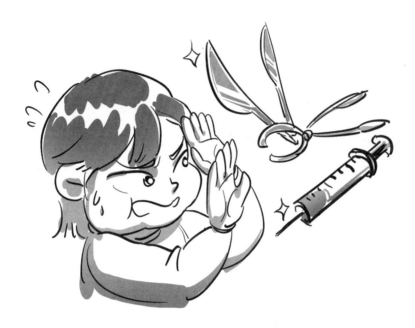

间内通过小肠,这样可以减少脂肪的吸收,使营养物质吸收变少,从而达到"吃不胖"的效果。不过部分人群不适宜空肠回肠短路手术,如严重心血管疾病和近期肺栓塞者、有永久性的结肠或回肠造瘘者、急性精神障碍症状者、慢性肝功能不全者等。另外,这种手术容易出现以下并发症:全身感染、营养不良、电解质失衡、肝功能损害、胆结石、泌尿系结石、吻合口瘘、吻合口炎、体重降低过多等。所以,手术前,您一定要听从医生的指导和建议。

吸脂术　即脂肪抽吸术,又称吸脂减肥术和体形雕塑术,是通过超音波、声压等手段去除体内堆积的脂肪,并排出体外,达到局部塑形目的的手术,它可以永久性地除去人体一些部位过度堆积的脂肪细胞,再现人体的形体美。但是,脂肪抽吸术不能使人消瘦,也不能代替减肥,它只可以消除臀部、腹壁等部位单靠一般减肥方法难以奏效的过度肥胖。另外,吸脂术不能改变吸脂部位皮肤的质地,更不能消除腹部的妊娠纹。

吸脂手术是有一定危害的,较为常见的风险是出血、脂肪液化、脂肪坏死、伤口不愈。如果您真想抽脂减肥,最好是选择去正规医院就诊,这样可以较好地避免一些后遗症。

切脂手术　切脂手术是把多余的皮肤一并切除,这个手术要比一般的吸脂手术更复杂,可以让腹围一下子瘦下来很多,缺点是要留一条从左到右的很长的切口。适用于严重的腹部皮肤松弛伴有大量的脂肪堆积患者。切脂手术有可能导致出血、感染、皮肤坏死、创面积液等风险。

27 抽脂手术真的立竿见影吗

"我在医院抽脂发生医疗纠纷,术后 1 个月恢复不好""吸脂宣传美上天,术后效果如豆渣,效果反差大导致的纠纷很多"……《南方周末》2021 年 9 月 8 日报道:统计分析了 2004 年 2 月 18 日至 2021 年 6 月 9 日,中国裁判文书网与北大法宝网与抽脂相关的法律文书 180 份,其中 11 起案件存在二审,共涉及相关案件 169 起。

国家市场监督管理总局 2021 年 8 月 27 日发布《医疗美容广告执法指南(征求意见稿)》,提出将重点打击制造"容貌焦虑"、利用广告代言人为医疗美容做推荐等乱象。之前,国家卫生健康委员会、中央网络安全和信息化委员办公室等八部委就已定于 2021 年 6 月至 12 月联合开展打击非法医疗美容服务专项整治工作。

抽脂减肥是件"美丽有风险"的事情。

抽脂手术属于整形美容外科体形雕塑手术中的一种,原理是通过负压吸引的方法把身体某一部位多余的脂肪给吸出来,以达到局部迅速瘦体的目的。

抽脂手术并不适用于所有类型的肥胖者,主要适用于局部脂肪堆积的肥胖者。

虽然抽脂的效果在短期内非常显著,但它也有不少不良反应,具有一定的风险。

▶ **抽脂手术的不良反应**

色素沉着　这是因为抽吸过薄,引起皮肤缺血所致,特别易发于小腿及腹部。

术区皮肤凹凸不平　抽脂不是绝对均匀的，故术后在术区会出现不同程度的不平整现象。

伤口感染　抽吸管进出切口时如未阻断负压，会加重切口部的损伤，容易引发伤口感染。

术区皮肤坏死　手术中如果皮下脂肪吸出过多，就会破坏皮肤的血液循环，皮肤就可能出现水疱，严重者坏死，并遗留瘢痕。

慢性疼痛　由于手术操作粗暴、切口设计不合理及皮下瘢痕增生，就会引起慢性疼痛，主要表现为放射性疼痛，痛感从局部创口扩展到感觉神经的支配区，尤以晚间为甚。

心肺栓塞　抽脂时如果脂肪颗粒进入人体器官，将会出现心肺栓塞等并发症，直接危及生命。

反弹　抽脂后脂肪细胞数量会减少，但体积会增大，仍有反弹的可能，虽然还可以再次抽脂，但手术部位已经纤维化，以后的每一次抽脂都会步步惊心、逐渐困难。

出血　抽脂会损伤毛细血管和小血管，引起出血。

头晕、恶心　少量是因受术者精神过于紧张，多数是由于手术时间长、抽脂范围大、麻药吸收量多、出血量稍多，而术后突然站立，就会出现体位性低血压，引起头晕、恶心。

血肿、水肿、血清肿　血肿是由于血管损伤后出血集中、抽脂手术后出血但压迫止血不当所致。水肿是由于组织损伤后的反应或包扎物压迫关节部位的血管，造成静脉血液回流不畅所致。血清肿是体液渗出引流不畅、压迫不均所致。

皮肤松弛　部分人群在抽脂手术后，局部皮肤会出现松弛的现象。

郑 重 提 示

抽脂手术风险高、危害大，不推荐青少年使用。
合理饮食，适当节食，运动减肥，才是正道。

28 只要出汗就能减肥吗

　　一说减肥,大家就会想到需要多做运动多出汗,只要你运动达到一定强度,势必就会出汗,因为这个时候脂肪会燃烧,进而转化成热量,再通过汗液排出体外,脂肪燃烧得越多,就越能达到减肥效果。看到这里,很多人会开始沾沾自喜,心想着,自己每次运动都出了好多好多的汗,减肥效果也一定很不错!

　　事实真是如此吗? 出汗越多,减肥效果就越好吗?

　　出汗是人体调节体温的一种生理功能,属蒸发散热。当外界温度等于或超过机体皮肤温度时,汗液从皮肤表面大量蒸发,带走大量体热。汗液的排出,既有调节体温的作用,又能排出部分代谢废物。汗液中水分占99%,而固体成分则不到1%。这1%中,大部分为氯化钠(盐),只有少量的氯化钾、尿素等。统计数据表明,在温和气候中,一个从事轻体力劳动的人,每天产热量约为3 000 kcal,通过皮肤水分蒸发散热为435 kcal,占14.5%,可见,出汗可以消耗热量,但所占比例并不大。

▶ 出汗多未必减肥效果好

　　科学研究表明,运动出汗确实对减肥有一定作用,但两者之间并非是必然的因果关系。出汗是一种正常的反射活动,环境温度越高,出汗量越大,高温下人体每天的出汗量可高达8～12 L。出汗只能分泌并带走少量的热量,确切地讲,1 g汗液大约可散发0.58 kcal的热量,这也是体温得以下降的原因。正常量的出汗有益于身体健康,但出汗过多就有可能会导致人体处于失水状态,如果不及时补液,还有可能会导致血容量下降,心率加快,排汗率下降,散热能力下降,体温升高,机体电解质紊乱和酸碱平衡紊乱,甚至出现脱水,进而引发头晕眼花、腹痛等症状。

　　出汗不等于减肥,用出汗多少来衡量减肥的效果并不科学,运动不出汗并非没效果,如冬天跑步。出汗是否就是排出水分和矿物质,目前尚无定论。但出汗后，我们的体重变轻，就有减肥效果，这是一般人都有的体验。其实，出汗和减重的关系，不只是简单的脱水。事实上，运动后或者在炎热环境中，适当补充水分很重要。出汗能迅速降低体温，但减肥则需要您坚持运动以增强体能、强壮肌肉。

需要提醒的是，肥胖者耐热能力差，故应尽量减少在炎热和潮湿的环境中锻炼，以避免因出汗过多而引起的脱水或中暑对身体的损伤。再则，每天每时人体消耗的水分都必须及时补充，运动后更是如此。

▶ 蒸桑拿可不可以减肥

发热燃脂："燃脂"是什么？运动时经过一系列缓慢、温和的氧化反应而消耗体内脂肪，而"燃脂"则是快速、剧烈的氧化反应。但是，脂肪在体内氧化时，并不会像在体外点燃油脂一样短时间内释放出大量的质能。所以蒸桑拿后出汗和局部体温升高并不是脂肪消耗的体现。有人认为蒸桑拿可以排汗减肥、排毒，这是无稽之谈，此种说法并没有得到科学证实。

▶ 消耗脂肪才能真正地减肥

脂肪被有氧氧化才能转为能量　有专家指出，从原理上看，脂肪唯一正确的消耗方式是通过体内的有氧氧化转化为能量。这是一个内部代谢的过程，正常的运动如跑步、游泳等，能够促进有氧氧化。

主动运动才能消耗脂肪　被动运动和主动运动的区别在于运动者是否"出力"。主动运动需要自己出力，运动者可以感觉到明显的肌肉收缩；被动运动者一般自己不出力，或者只出一丁点力气，靠机械来带动运动（并不意味着机械辅助就没有主动运动，很多运动器材是主动运动的方式，关键在于是否出力）。主动运动消耗脂肪时，人可以感受到自己在用力对外做功，例如跑步时会感觉到腿部肌肉在收缩；也会感觉到能量在消耗，如身体变热、出汗，这种发热是全身性的，并非局部。从一些身体指标上观察，此时运动者的脉搏会加速、呼吸变快、血压上升等，在这种状态下，才能健康地消耗脂肪。

适度有氧运动　在循序渐进的基础上，每次做较长时间练习，如步行1小时、慢骑自行车 10 km 等，不一定要出汗，或出微汗就可以了，既可以消耗热量，也能改善微循环，保持身体的协调性、灵敏性。天天锻炼最有益于保持身体的健康，但如果你实在太忙的话，至少要每 2 天锻炼 1 次，每次至少要运动 20 分钟。

▶ 科学减肥，光靠运动还不行

要想成功瘦身，除了要保持适当的运动外，还应养成良好的生活习惯，并合理安排饮食。我们知道，减肥就是要把身上多余的脂肪去掉，也就是减脂。人体热量的消耗主要包括三方面：① 新陈代谢消耗热量，这是最主要的；② 消化进食的食物，需要消耗热量，占比很少；③ 运动消耗热量，取决于运动量和运动时间。

运动量大，热量消耗越多，看上去没毛病，但是别忽略掉重要的一点，如果你进补的热量超过了燃烧的热量，那么运动就是白搭，不仅减不了，反而会使脂肪更多。相反，如果你所消耗的热量多于摄入的热量，这样就能减脂减肥。所以，除了要合理运动，还得管住自己的嘴，尽可能少摄入高热量、高油脂的食物。少吃甜食、油炸食品，远离运动饮料、碳酸饮料，多喝水。

29 机器震动真的能减脂瘦身吗

伴随《"健康中国 2030"规划纲要》的实施和推进，培养文明健康、绿色环保的生活方式的观念日渐深入人心，国民越来越重视体重管理，渴望健康美丽，不要肥肉赘肉。于是，民有所呼，市场有应，震动腰带、减肥仪、甩脂机、抖抖机……琳琅满目的震荡瘦身机器如雨后春笋般出现，繁花渐欲迷人眼。号称"躺在那里就健身""怎么吃都不胖""高频震动，红外线加热，无需运动就能快速瘦身"……懒人减肥法变着法子忽悠"吃瓜群众"，收获粉丝如云。当你的腰部、臀部等肥硕部位被剧烈震动后，您出汗了，纸巾一擦果然看到了油脂，莫非这就是被震碎的脂肪？赶紧拿尺子一量，腰围小了，果然瘦下来了，实在是太神奇了！

可能是您身随心愿,想多了哦!

机器震动真的能减脂瘦身吗?

震动减肥机并非高科技新产品。早在 1870 年,一位瑞士医生发明了一种通过震动全身来进行锻炼的机器,在 20 世纪 40 年代曾风靡一时。

甩脂机、抖抖机等如同按摩器,它只是使身体的某部位被动接受运动后而发热出汗,这种被动的减肥效果远不如跑步、游泳等主动运动有效。震动后擦在纸上的油脂,只是被动运动后随汗而出,不是被震碎的脂肪。被动运动借助机器或他人来完成,而运动者自己不用力。目前发现唯一正确的脂肪消耗方式是通过体内的有氧氧化,进而转化为能量。

特 别 提 醒

剧烈震动容易损伤人体关节、韧带。

如果坐着进行全身震动,有脊柱肌肉劳损、椎间盘脱出的风险。

人长期处于高频振动中,对内脏器官也不好。

减脂塑型是一门科学。单纯的肥胖经过营养及运动指导,一般 3～6 个

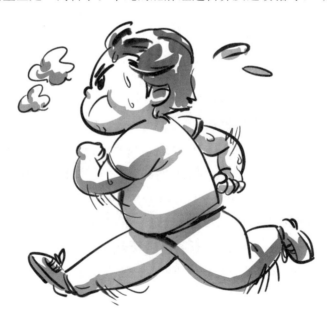

月可减少初始体重的 5%~10%。减肥最佳运动是以有氧运动为主。科学证明,中低强度有氧运动 20~30 分钟开始燃烧脂肪。游泳、走步、慢跑或者器械运动均可有效减肥,如果再结合饮食控制、柔韧练习、力量练习,减肥效果会更明显。

30 不吃主食真的是"减肥利器"吗

▶ 您知道为什么吃主食会长胖吗

主食中含有大量的碳水化合物,俗称"糖"。当我们吃主食时,嘴巴通过咀嚼动作会分泌唾液,而唾液含有大量的酶,它会对吃入口中的主食进行分解,再经过肝脏和肠壁,主食最终会被分解为"葡萄糖"。当然适当的葡萄糖可以为人体提供能量,但如果产生过多的葡萄糖,血糖则会升高。血糖一直升高可能会引发一系列的并发症。这时候胰腺就会分泌胰岛素来管控过高的血糖,处理分解人体中过多的葡萄糖。胰岛素可以促进肝脏合成脂肪酸,抑制脂解酶的活性,从而抑制脂肪的分解。故胰岛素可以把体内一部分多余的糖分"赶"进脂肪组织里,并将这些糖分转化成脂肪贮藏起来。这就是摄入过多的碳水化合物会导致肥胖的原因。

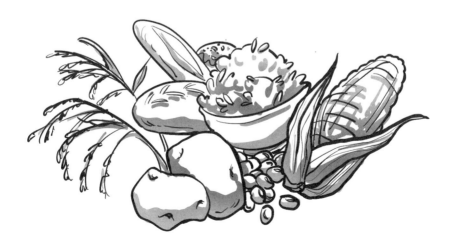

▶ 长期不吃主食有什么危害

当然,不吃主食在短期内是可以减重,但是时间越长减肥效果越差,同时也会给身体带来危害。首先,主食中的碳水化合物可以储存和提供能量,每克糖类在人体可产生 4 kcal 的能量,供我们日常的能量消耗,是构成机体组织的重要生命物质。同时还可以避免人体过多消耗蛋白质作为能量来源,从而有利于蛋白质发挥其特殊的生理作用,如构成和修补组织,调节功能等。其次,因为人的大脑对血糖十分敏感,当血糖浓度下降,脑组织可因缺乏能量而发生功能性障碍,出现头晕、心悸、注意力不集中等情况。长期不吃主食会导致基础代谢率越来越慢,减肥的效果也越来越差。同时主食中含有许多微量元素,如 B 族维生素和矿物质。B 族维生素与糖、蛋白质、脂肪的代谢和能量转化关系密切,所以必须每天都要补充。

▶ 粗细搭配营养主食

通过长期不吃主食来减肥是不被推荐的,我们可以适当减少主食的摄入,或者替代为含糖量较低的主食,保证每天人体所需,可以粗细搭配,用玉米、小米、豆类、荞麦等粗粮来部分替代大米、面包、馒头等精白米面,也可以选择低血糖生成指数(GI)的谷物做主食。血糖生成指数是指吃下食物后,血糖升高相对于吃进葡萄糖时的比例,指数越高,糖分消化吸收的速度就越快。通常血糖生成指数低于 55 的食品被称为低血糖生成指数食品,例如南瓜、红薯、芋艿、全麦面包、燕麦等。

31 减肥代餐需要吗

代餐食品,五花八门,现已成为各大购物网站竞相推送的"明星"。名字就不说了,以免代购嫌疑。但是,他们无一例外地都打着"零""活力"的旗号,您懂的,不多说。

我要问的是,阅尽繁花已迷眼的您敢下手揽进一款吗?

▶ **什么是代餐**

代餐，顾名思义，即代替正餐的食物。因为中国人的饮食习惯，基本以米饭、面条、馒头等淀粉含量较高的食物为主食，然而这些食物对于减肥人群而言却是避之不及的。为了更严格地控制热量摄入，越来越多的人选择代餐，即以低热量、高纤维、易有饱腹感的食物代替或者部分代替正餐。就好比柴油和汽油的区别。柴油蕴含的能量较高，不易挥发，但同时也容易造成较多的排放物，适合中大型车辆例如货车、拖拉机。而汽油虽然能量不如柴油，但不会形成大量的排放物，且容易挥发，适合小型车辆，比如轿车等。如果我们想做娇小的"汽车"，那"汽油"就是我们更好的选择。

代餐通过调整饮食结构中的蛋白质、脂肪、碳水化合物、微量元素等的摄入，富含膳食纤维，遇水膨胀，产生饱腹感，在保证一天营养需求的同时，不会让人产生饥饿感，可以严格把控每天热量的摄入。代餐除了可以瘦身之外，还可以降低血脂，预防脂肪肝；避免餐后血糖升高，可适用于肥胖型糖尿病患者；可以有效改善肥胖患者的血压调节；促进胃肠道蠕动，保持胃肠道的通畅；清除体内毒素，改善色斑、痘痘等皮肤问题；抗氧化，提高人体免疫力。

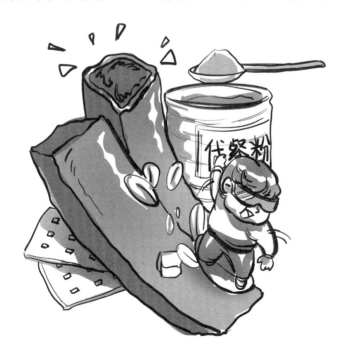

▶ **常见的代餐种类**

代餐棒、代餐粉　代餐棒、代餐粉，是以各种食物后期加工而成，其优点是方便携带，便于储存，其体积较小，饱腹感较强，口味也比较大众化。可以快速补充能量，消除饥饿感，是目前比较常见的一种代餐形式。

代餐饼干　其形式类似于压缩饼干，加入蔬菜或者果干以保证其营养成分，入口咀嚼更容易，不大会因过于干涩而难以下咽。其富含膳食纤维，可快速饱腹，同时富含人体所需的维生素等微量元素，有益于身体。

代餐麦片　麦片作为许多减肥人群的早餐选择，被大家广泛熟知。但麦片口味单一，口感粗糙，很难引起人们的食欲。随着代餐麦片的发展，商家加入坚果干、水果干来丰富麦片的口味和口感，颜值高了，营养也丰富了，近年来逐渐受到大众的喜爱和追捧。

32 减肥可以吃零食吗

　　对于"吃货"们来说，减肥路上的一大"天敌"就是零食。追剧、打游戏、看电影……休闲时光里，稍不留神，一包又一包的零食就习惯成自然悄悄跑进我们的肚子里。深有同感吧？深刻"悔过"中……

减肥期间能不能吃零食？什么能吃，什么不能吃呢？请看减肥期零食"红榜"和"黑榜"。

▶ **零食"黑榜"**

油炸类膨化食品　油炸类膨化食品大部分是高热量、高脂肪的，且种类繁多，口味丰富，一直受许多年轻人的喜爱。但膨化食品完全脱水，因此重量很轻，里面基本就是糖和油，热量是极高的。如果你还在减肥期间，膨化食品还是尽早戒了吧，不然"吃得一时爽，上秤泪两行"。

泡面等方便食品　泡面等方便食品属于油炸类食品，高热量、高脂肪、高盐，如果不能及时消耗，就会累积成为脂肪堆在你的体内，想不胖都难。所以减肥期间，千万不要贪图方便，深夜"来一桶"，否则辛辛苦苦一周的努力就全白费啦。

甜品、糖果等含糖量高的零食 减肥期间是非常艰辛的，而糖分可以给人带来快乐的情绪，所以小姐妹们一到天气渐渐转凉时节，就在小蛋糕、小饼干的诱惑面前溃不成军，暗暗地决定"到了春天再说""吃甜食的胃是另一个胃"，嗨上了。您可曾知道，糖分悄悄地结队跑进肚子里，脂肪堆积就高效进行，也许你感觉不太怕冷了，开心了。可是，你开开心心的时候，"肥肉君"就悄悄成了你的"小肚腩"，编成了"游泳圈"。减肥期间要严格控糖，是认真的。

碳酸饮品、调味饮品 运动健身完之后，大部分人都会想来一瓶碳酸饮料或其他"有味道"的饮品凉爽一下。您可曾知道，一瓶喝下去，之前的运动成果归零。因为这些饮品的含糖量大多很高，说是"糖"堆出来的也不为过。您看怎么办？我相信您的意志力，相信您会"多喝热水"的。

▶ **零食"红榜"**

水果 菠萝、葡萄柚、番石榴、石榴等，莓类浆果如桑椹、草莓、蓝莓等，口感丰富，营养价值高，热量低，多吃也不怕发胖。

坚果 坚果含有的油脂属于不饱和脂肪酸，同时还含有膳食纤维，不容易造成脂肪的堆积，还有助于胃肠道的通畅。但也不宜每天多吃，适量就好。

无糖茶 包括无糖乌龙茶、无糖荞麦茶、无糖玄米茶等。不仅可以去除油腻，促进体内脂肪的分解，还有利尿、促消化、缓解疲劳等功效。对于那些对白开水实在无感的朋友，也可以用无糖茶当作日常饮品。

黑巧克力 黑巧克力不同于其他巧克力，它的可可含量较高，口感较一般巧克力稍涩稍苦。但其含有不饱和脂肪酸、黄烷醇，可防止脂肪堆积，促进油脂的消耗，还可以保持人体血管的健康。不仅可以偶尔解馋，还对人体有益。

以上就是关于减肥期间的"红榜"与"黑榜"，关键在于"管住嘴"，即使那些不易使人发胖的零食也不能吃过量，控制好每天的热量摄入。零食虽美味，吃它须适量。

33　减肥期间主食和肉怎么吃

　　"不吃米饭只吃菜""红肉不如白肉,四条腿的肉不如两条腿的肉"
"看来得戒掉肥肉了！就爱这一口!"……

　　以上是我们在减肥期间常听见的各种说法,这些说法都正确吗?

　　主食和肉虽然是"长胖"的基础原料,但它们是人体中必需的营养素。
糖类摄入不足,体内葡萄糖不足,容易导致头晕、乏力、记忆力下降、注意力
不集中、嗜睡等症状。糖类摄入过少,身体消耗掉体内储存的少量脂肪后,
会开始消耗蛋白质,甚至造成肌肉分解、横纹肌溶解、血红蛋白尿等。

　　医学界一向不主张戒除主食的减肥方法,但是在医生指导下的"轻断
食"减肥法是一种安全有效的减肥方法。糖类并不是发胖的根源,控制摄入食
物的总能量、增加运动量、选择适合人体的糖类食物才是避免肥胖的关键。

▶ 减肥期间应该如何选择主食

　　粗细搭配　精米白面味道好,但是经过加工,其中的膳食纤维损失过
多,糖类含量较高。而粗粮中保留了较多的膳食纤维。粗细搭配的吃法既
保证了口感,又能避免糖类摄入过量,还能摄入一定量的膳食纤维,可谓是
一举三得。

　　选择低血糖生成指数的谷物做主食　糙米、燕麦和一些豆类食物的血
糖生成指数较低,用这些代替部分白米饭,能更好地控制血糖,控制能量的
摄入,帮助减肥。

　　控制主食的总量　通过食用主食供给的能量约占人体一天所需总能量
的 50%～60% 是较为合理的。

　　有不少朋友每顿饭都离不开肉。在每天总能量不变的前提下,吃对的
肉,吃好的肉,不仅能使营养更加均衡,还能保持健康苗条的身材。吃肉能否

成为减肥路上的"绊脚石"，取决于选择吃什么样的肉，怎么烹饪，什么时候吃。

▶ **减肥期间如何吃肉**

适当摄入瘦肉和禽肉　虽然是瘦肉，但瘦肉里也含有不少的脂肪。牛肉中的瘦肉含有的脂肪相对来说较少。禽肉，属于我们通常说的"白肉"，其脂肪含量比"红肉"低不少。

常吃鱼虾肉　鱼虾类含有丰富的蛋白质和不饱和脂肪酸，能补充肌蛋白，不会让人"越吃越胖"。

少吃肥肉、烟熏和腌制肉等　如果确实非常想吃这类食物，最好先在锅里用白水煮一会儿，直到看到一层油花漂在水面上，然后撇去多余的油脂。这样能减少脂肪的摄入。不建议将它们油炸烹调。

早晚宜饮食清淡　一般吃大鱼大肉建议放在中午吃，因为晚上能量消耗相对较少，摄入过多容易造成脂肪堆积，最终导致肥胖。

温 馨 提 示

《中国居民膳食指南（2022）》推荐：每周吃水产品 300～500 g、畜禽肉 300～500 g，平均每天摄入的禽、鱼、肉、蛋类总量为 120～200 g。

总量心中有数，每顿周全安排，您就既能保持健康苗条的身材，又不用担心营养不良。

---

34 蔬菜应该怎么吃

下班回家的路上，老张路过了熟悉的菜市场。

卖肉的王大妈跟老张已经是十多年的老朋友了："老张，今天吃点五花肉还是小排？五花肉肥瘦正好做东坡肉，小排也很新鲜，做糖醋排骨哒！"老张想着今晚还要再练练平板支撑，又望了望自己的肚子——

"呼啦圈"，笑答："王姐，你瞧我这'呼啦圈'都快装不下肉了，我今晚就吃2斤绿叶蔬菜刮刮油，明天再开荤！"

不少人认为绿色蔬菜十分有益健康，肥胖的人或想减肥的人每天就吃大量蔬菜，其实这样的理解有偏差。如果仅以蔬菜作为"主食"，不但身体所需的营养摄入"缺额短编"，而且蔬菜中的营养也难以充分吸收。

蔬菜应如何搭配才更利于营养的吸收呢？

首先，蔬菜类食物的营养物质在与蛋白质及脂肪类食物的搭配下，会相互提高两种食物的营养吸收，得到一加一大于二的效果；其次，人类每天都需要摄入必需氨基酸，这类物质也需要与富含纤维素的各种食物共同作用才能更好地吸收，两者相辅相成。

其次，蔬菜沙拉是一种十分方便的美味佳肴，但沙拉酱中含有大量的糖、盐、油脂等，其脂肪含量及热量并不低，所以建议大家可采用半凝固的低脂酸奶、水果醋、柠檬汁等来取代沙拉酱，既可以使蔬菜保持脆度，又能提味，还能促进消化，再佐以鸡胸肉、牛肉等，口感会更佳，营养更丰富。

您若需要减重，我们首推自制"橄榄油＋蒜蓉"的蒜油汁或者"橄榄油＋醋"的油醋汁，淋浇蔬菜。当然，白灼、上汤蔬菜也是不错的选择，热量低、味

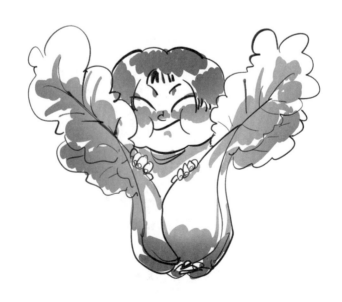

道鲜、口感佳。

此外，还有一种烹饪方式叫"油煮蔬菜汤"，简单美味又健康！这种烹饪方式能很大程度减少食材中营养的流失，且烹饪用油最少。具体做法如下。

（1）先将一小碗水倒入锅中煮沸，加入一小勺香油。

（2）将绿叶蔬菜放入锅中煮 2～3 分钟，不盖锅盖能让蔬菜更脆。

（3）根据喜好加入少量调料。也可加入香菇、虾米、鸡肉、鱼肉等调鲜。

（4）连汤带菜一并盛出，即可享受健康的美味佳肴。

这样烹饪蔬菜，不仅简单方便，食物的营养流失也较少，还不会浪费溶解到汤中的钾、镁、维生素 B_2、维生素 C、类黄酮等营养素。

35 菌菇也能减肥吗

"红杆杆、白伞伞……"，菌菇的味道十分鲜美，菌菇类食物种类也非常多，比如香菇、金针菇、平菇、海鲜菇、黑木耳等，它们的热量十分低，有的菌菇每 100 g 仅含有热量 10～30 kcal，甚至比胡萝卜所含的热量还低。

"晚上来一锅菌菇汤？"

"我看行。"小夫妻俩商量着，开始行动。

确实，这些不同种类的食用菌菇，含有十分丰富的矿物质、纤维素、维生素等营养成分。不过需要特别注意的是，痛风患者或者有痛风倾向的人要尽量少吃，因为菌菇中含有"嘌呤"成分，会诱发或加重痛风。但其他人可以放心食用，不用担心痛风找上门。对于想减肥的朋友来说，菌菇是一个上佳选择。

▶ **菌菇的七大优势**

提高免疫力　一小把菌菇类食物中，凝聚了大自然的精华，是非常健康的食物。菌菇类食物中的营养成分有助于心脏健康，能很好地提高免疫力。

具有抗氧化功能　可食用菌菇类的抗氧化能力可以与很多色泽鲜艳的蔬菜相媲美，比如花椰菜、胡萝卜、藕、豇豆、芋头、西葫芦、青椒等。

味道鲜美可口　有经验的厨师都知道，一撮上佳的蘑菇，能让一碗素汤顿时有了"灵魂"。当菌菇与其他食材一起烹饪、同台共舞时，整体菜品立刻"山明水秀，鲜味出圈"。

富含维生素 D　新鲜蔬菜、水果几乎不含维生素 D，但菌菇类含有丰富的维生素 D，能帮助钙质吸收，有利于骨骼健康。所以，在不冷不热的时节，中午吃了菌菇汤，午后一定要记得出去晒晒太阳——补钙。

替代肉类　食用菌菇热量低，嚼劲儿足，口感上佳，适当多吃点一样能获得饱腹感。烹饪时，您可以使用菌菇类替代肉类，既能增加食物分量，又能降低食物总热量。肉类食物含有较高的蛋白质，但脂肪、胆固醇等含量也较高，所以减肥人士吃的时候多少有些顾忌。而菌菇类的蛋白质虽不如肉类多，但高出蔬菜好几倍，并且热量低（每 100 g 仅有 20～40 kcal），脂肪含量也低。

替代主食　研究数据显示，如果每餐食用 100 g 菌菇类代替炒饭、面条之类的主食，坚持 1 年，也能少摄入 1.8 万 kcal 的热量，相当于 2 kg 脂肪。您或许觉得减掉 2 kg 体重并不困难，但是要想减掉 2 kg 的脂肪，可能需要在健身房苦练好几个月呢。

营养丰富　可食用菌菇富含各种无机盐、维生素及蛋白质等，能补充身体的日常所需。此外，它还含有丰富的膳食纤维，能防治便秘，降低血液中胆固醇的含量。

36 减肥期间需要补充维生素吗

减肥过程中，你需要补充必要的维生素。

大多数减肥的人都有一个认识误区：肥胖就是营养过剩，减都不容易减掉，何谈"补充"？

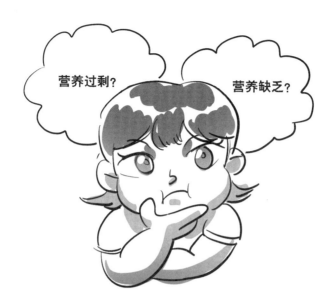

营养过剩?

营养缺乏?

对于肥胖的人来说,其体内"过剩"的主要是脂肪和热量,而其他很多营养素,包括常量元素、微量元素、纤维素、膳食纤维等,不仅达不到"过剩"的程度,往往还有不同程度的缺乏。有研究显示,肥胖者体内维生素和微量元素的水平仅为正常体重者的$50\%\sim80\%$,维生素 D 缺乏在超重和肥胖人群中更为显著。

长期处于这种低水平状态,不仅会造成肥胖者出现维生素和微量元素缺乏的表现,还会导致各种疾病的发生,严重影响其生活质量。这种情况在肥胖儿童中尤为明显。因此,在肥胖者中,往往存在"营养过剩"和"营养缺乏"两种状态,我们称之为营养失衡。

减肥的目的因此变得很明确了:一方面是减掉体内"过剩"的物质,如脂肪、胆固醇等;另一方面是补充身体中"缺乏"的物质,如维生素、微量元素等。

维生素 A 缺乏的超重或肥胖者,主要表现为经常感觉眼睛疲劳不堪,甚至夜间视力下降,从光亮处转到黑暗处时眼睛很难适应,看电脑或电视时感到眼睛干涩,皮肤干燥,容易患呼吸道感染等。

很多天然食物中都富含维生素 A。鸡、鸭、猪、羊、牛、鱼的肝脏、蛋黄和奶油都是维生素 A 不错的来源。胡萝卜素能在体内转化为维生素 A,因此各种橙黄色的蔬菜、水果是补充维生素 A 较好的选择。当然,深绿色的叶菜也是维生素 A 的好来源。蔬菜只要烹熟，和其他含油脂的食品一起吃，维生素就能很好地被吸收。此外需要注意，维生素 A 摄入过多可能会发生中毒，导致恶心、头痛、皮肤粗糙等。

B 族维生素缺乏的超重或肥胖者，主要表现为眼睛容易疲劳、口角疼痛开裂、嘴唇肿胀疼痛、舌头疼痛、肌肉酸痛、腿脚容易感觉麻木、情绪低落、食欲不振、工作能力下降等。B 族维生素的来源就是粗粮、豆类和薯类，猪瘦肉、牛肉也富含 B 族维生素，但它们也含有较多饱和脂肪酸和胆固醇，每天只能少量食用。谷类、牛奶、鸡蛋是 B 族维生素的上好来源，但每天建议只吃 1 个鸡蛋，喝 1 杯牛奶。

维生素 C 轻微缺乏会导致牙龈肿胀易出血、易疲劳、抵抗力下降等。补充维生素 C 有助于提高免疫力，预防癌症、心脑血管疾病，保护牙齿，减少黑斑和雀斑。普通人每天推荐维生素 C 摄入量约为 100 mg。有的人喜欢喝添加维生素 C 的饮料来摄取维生素 C，即使食品中添加的维生素 C 在化学结构上和水果中的维生素 C 一样，但喝果汁饮料未必就能改善健康，更不能代替食用水果、蔬菜。因为水果、蔬菜中除了含有维生素 C 以外，还含有其他营养物质，如类黄酮、类胡萝卜素、花青素等，它们与维生素 C 共同发挥作用，对健康更有益。而饮料中只有孤零零的维生素 C，效果会大打折扣。

维生素 D 缺乏的超重或肥胖者，容易出现骨骼发育迟缓、骨质疏松，甚至佝偻病，维生素 D 与钙的吸收息息相关，它能促进骨盐沉积，调节细胞的生长分化，调节人体的免疫功能等。通过适当地晒太阳就能补充维生素 D，也可以通过吃瘦肉、喝牛奶补充维生素 D，但因瘦肉、牛奶中维生素 D 的含量较低，需要长期坚持，足时足量才能有不错的效果。此外，深海鱼类、动物肝脏、海鲜、鸡蛋等也含有丰富的维生素 D。除了控制饮食、加强锻炼外，补充维生素 D 达到正常水平，能帮助超重或肥胖者更有效地减肥。

第四章
老祖宗对付肥胖的智慧

37 古代中医也知道肥胖吗

"古代也有肥胖之人？"

"有的。虽然少，但也有，比如皇亲贵族、豪门大户中就有一些。他们出手阔绰，常请中医郎中上门治疗，时间久了，就形成经验了。"

中医大学的课堂上，师生互动，气氛融融。

中医学对肥胖的认识最早见于《黄帝内经》，内容涉及病因、病机、分类等方面，为中医学肥胖症辨证论治体系的形成奠定了一定基础，而后世医家在肥胖症病因、病机、病证、治疗方面不断发挥和完善，逐渐形成了对肥胖比较系统的认识。

《灵枢·卫气失常》将肥胖者分成三类：肉人、脂人、膏人。所谓肉人，指的是皮肉紧密相连，皮肤腠理粗疏，身体宽大，骨骼肌肉壮实，肌理致密之人，此类人多因体内湿热，造成气虚而至肥胖。所谓脂人，是指那些胖而不肥、肌肉坚实有弹性、四肢正常之人，其脂肪存积于体内脏腑，身部肥大而四肢正常，皮肤腠理紧密（皮肤毛孔），身体多热，多为气虚，因气化功能弱，不能气化掉身体内的脂肪而至肥胖。所谓膏人，指肥肉较多且无弹性、肌肤柔软松弛易下垂之人。膏人常常上臂内侧、腰部、大腿上赘肉较多。阳气充盈，身体多热，皮肤腠理细腻，卫气易收藏，能耐寒，特别是腰背腹部明显肥胖，腰腹围大于臀围，"纵腹垂腴"。多是痰湿体质，由于体内有痰湿，阻碍了身体内气的运行，引起了身体气虚而至肥胖。

《素问·通评虚实论》："肥贵人，则膏粱之疾也。"《灵枢·逆顺肥瘦》中记载："此肥人也，广肩，腋项肉薄，厚皮而黑色，唇临临然……"称其肥贵人、肥人等。元代《丹溪心法》、明代《医学入门》《古今医统大全》将体型肥胖的人称为肥白人，此外，《丹溪心法》和明代的《医学正传》、清代的《王氏医案译注》《回春录》《疡医大全》又称之为肥白之人。

肥胖的发生和多种因素有关，古代医家认为肥胖的发生主要为饮食不节，也与体质差异、年老体弱、作息无度、心理因素等有关。

过食肥甘之物，导致脾运化功能跟不上，多余的膏脂蓄积体内，从而导致肥胖的产生。明代龚廷贤所著《寿世保元》认为："养外者，恣口腹之欲，极滋味之美，穷饮食之乐，虽肌体充腴，容色悦泽，而酷烈之气，内蚀脏腑，精神虚矣，安能保合太和，以臻遐龄？庄子曰：人之可畏者，衽席饮食之间，而不知为之戒，过也。其此之谓乎？"指出如果对饮食不加以节制，虽肌体充腴，但是美味内积胃肠，郁而化热，热灼脏腑，就会导致脏腑受损，神气虚损。这对后人通过适当控制饮食来预防和治疗肥胖有很好的指导意义。

作息无度，也是肥胖发生的重要条件。《素问·宣明五气》云："久卧伤气，久坐伤肉。"《医学入门》云："终日屹屹端坐，最是生死。人徒知久行久立伤人，不知久卧久坐之尤伤人也。"作息无度，过度安逸则神疲气乏，气机弛缓，缺乏运动，致气血运行不畅，则化津运湿无利，痰湿易生，脾胃输布水谷精微及运化水湿功能失常，容易导致脂肪停积而形成肥胖。

古代中医还认为，禀赋差异是肥胖发生的体质基础。《黄帝内经》中就已提到，肥胖的发生与人的体质有一定的关系。在《灵枢·阴阳二十五人》中将人分为"金、木、水、火、土"五大类型。其中土型人"其为人黄色，圆面，大头，美肩背，大腹，美股胫，小手足，多肉"；水型人"其为人黑色，面不平，大头，廉颐，小肩，大腹，动手足，发行摇身"。《黄帝内经》认为这两种类型的人容易患肥胖。土型人属太阴湿土，阳气容易受损，容易患脾胃方面的疾病。

水型人属少阴肾水,易伤肾阳,易患肾和膀胱的疾病。脾肾是水湿运化的主要脏腑,脾肾阳气虚弱,脾不能运化水湿,肾不能蒸腾津液,导致痰湿积聚,充塞于经络分肉之间,发为肥胖。

中医学对肥胖发病机制的认识同样由来已久。历代医家已经认识到肥胖可见痰湿、气虚、气滞、阳虚、阴虚、血瘀和内热等病机,但自元代朱丹溪首倡"肥人多痰湿"的病机后,后世医家多有推崇,肥胖多见痰湿的病机理论至今仍然是肥胖症临床防治的重要遵循。治疗肥胖的方法包括温阳、益气、化湿、清热和养阴等,传统药物组方中,健脾化湿法被普遍使用,这一方剂便是针对肥胖痰湿、气虚病机拟成,可谓方证相应。

近年来,中医体质类型的相关性研究成果在防治肥胖的应用中也取得一定成绩。研究认为,痰湿质、气虚质和湿热质是肥胖者主要的体质类型。这为中医体质学说辨识体质类型,通过调整体质偏颇来预防和治疗肥胖等提供了理论依据。肥胖者可在医生指导下,根据痰湿质、气虚质、湿热质的体质养生方法,结合自身实际进行调养,促进身体的康复。

38 喝中药泡茶能减肥吗

减肥茶大家都很熟悉,算是减肥产品中的"老网红"了。但由于减肥茶许多副作用以及容易反弹等新闻爆出,渐渐地减肥茶开始退出减肥产品的"榜首"。其实,减肥茶的老祖宗就是我们传统的"中药茶饮"。而中药泡茶简单方便,到底能否减肥呢?

中医理论认为,肥胖是各种原因导致体内脂肪堆积过多或分布异常,加上遗传因素和环境因素的共同作用形成的。此外,很多肥胖人群合并有头晕乏力、少气懒言等亚健康表现,出现这种情况,用中药泡茶来辅助治疗,会有事半功倍的效果。

根据中医辨证分型,不同类型的人所需的中药茶饮亦不同。

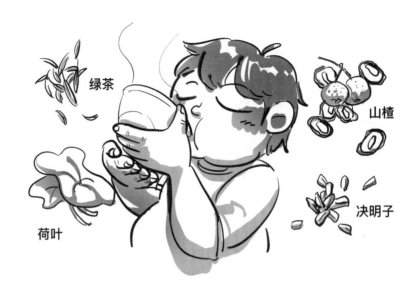

▶ **胃热滞脾型**

此类人因胃热滞留，故而多食易饥，舌色偏红，苔黄且腻。可选用：绿茶3 g、山楂5 g、决明子5 g、荷叶3 g，以上4味泡茶饮用，便能疏导脾胃湿热。

▶ **痰湿内盛型**

此类人因痰湿已滞留体内，会自觉身体沉重，肢体困乏，总是觉得神疲嗜睡，观其舌色偏淡，舌苔较白且厚腻。可以选择：乌龙茶3 g、陈皮3 g、生山楂5 g、绞股蓝5 g，这几味中药泡茶饮用，便可较好地祛痰化湿。

▶ **脾肾阳虚型**

这种类型的人，因为阳气偏弱，故而面目浮肿，气短乏力，平时畏寒肢冷，舌色淡，舌体偏胖，舌苔有时较白腻。可以选用：黑茶3 g、生姜3 g、肉桂3 g、玫瑰花3 g，这几味中药泡茶饮用，可理气补气。

▶ **气滞血瘀型**

此类型的人因气血不通，故而可见面色暗红，有种气血不通畅的感觉，他们的舌偏暗红,还可以看到舌体上有瘀斑。可选用:生山楂 3 g、荷叶 3 g、绞股蓝 3 g、玫瑰花 3 g,这几味中药泡茶饮用,可活血化瘀、理气散结。

39 针灸减肥有用吗

"走,扎个针去。"老李邀请小王去他的老相熟——曾家针灸馆去,几年来他在这家扎针的经历很愉快。

"好的。不过我得去灸一次,前两天淋了雨,有点湿气。"小王说。

这是二人惯常的周末活动。

针灸里的"针"叫针法,针灸里的"灸"叫灸法。

针法是指在中医理论的指导下把针具(通常指毫针)按照一定的角度刺入患者体内,运用捻转、提插等针刺手法,刺激人体特定部位,从而达到治疗疾病的目的。刺入点称为人体腧穴,简称穴位。根据最新《针灸学》教材统计,人体共有 361 个正经穴位。

灸法是以预制的灸炷或灸草在体表一定的穴位上烧灼、熏熨,利用热的刺激来预防和治疗疾病。通常以艾草最为常用,故而称为艾灸,另有隔药灸、柳条灸、灯芯灸、桑枝灸等方法。如今人们生活中经常用到的多是艾条灸。

针灸由"针"和"灸"构成,是中医学的重要组成部分,其内容包括针灸理论、腧穴、针灸技术以及相关器具,在形成、应用和发展的过程中,具有鲜明的中华文化与地域特征,是中华民族的宝贵文化遗产。

针灸在治疗肥胖中,也发挥着重要作用。针灸减肥,对 20～50 岁的中青年肥胖者效果较好。因为在这个年龄阶段,人体发育比较成熟,机体功能比较健全,通过针灸治疗,比较容易调整机体的各种代谢功能,促进脂肪分解。同时,针刺后能够抑制胃肠的蠕动并且抑制胃酸分泌的作用,从而减轻饥饿感,达到针灸减肥的目的。中医认为肥胖多因过食肥甘厚味,致脾胃运化功能不及，水谷精微布散失常，化为膏脂蓄积体内。

近年来针灸作为一种治疗肥胖的临床手段，效果明显。

《针灸治疗学》记载了多取手足阳明经及足太阴经的穴位来治疗肥胖症，视肥胖程度适度深刺。有肥胖症证-穴关联规则分析发现，针灸治疗选择的经脉，按选用频次从高到低依次为胃经、脾经、任脉、膀胱经和大肠经。针灸治疗取穴，按照频次从高到低（前5位）的依次为天枢、中脘、足三里、三阴交和气海，取穴主要分布在脾胃经和任脉。

腹部是足阳明胃经以及足太阴脾经等阴经循行之地，也是脂肪堆积的主要部位，采取腹针治疗，可以调节脾胃运化功能，增强消食导滞之功，促进脂肪细胞的分解，达到消脂减肥的目的。有临床研究发现，采用腹针疗法，取风湿点、中脘、关门、滑肉门、大陵作为主穴，根据体质随证加减穴位，比常规体针疗法总有效率明显提高。

艾灸有无减肥效果？需分情形而定。

如果经中医师认定为体内脾胃运化失调，产生湿、痰、饮等病理产物，蓄积于体内无法排出引起的肥胖，那么艾灸作为中医治疗常用的一种方法，可能有一定的疗效，其作用原理主要是借灸火的热力给人体以温热性刺激，通过经络腧穴的作用，激发人体正气，使全身的经络气血、脾胃等脏腑功能恢复平衡，从而加强机体代谢，促进水湿、痰饮等病理产物的排出，减少脂肪的转化、吸收，最终达到减肥的目的。但应注意，艾灸不能天天灸，具体的间隔时间需根据体质而定，具体怎么做，可咨询中医医生。

如果您身体非常健康，活动量充足，但想进一步减轻体重；或者偶尔心烦、口燥、咽痛、舌红少苔或无苔而干、尿少色黄等，即体内出现阳盛的情况时，也想用艾灸减肥，则无法达到想要的效果，甚至还可能会破坏身体阴阳平衡，对健康造成不利影响。

有研究表明，使用温针灸配合耳针治疗痰湿壅盛型高血压病合并肥胖的患者，发现患者血压、肥胖度、BMI和体脂百分率均较治疗前明显下降，说明这个疗法效果很好。

近年来，因针灸减肥疗效确切且无毒副作用而被广泛运用于临床。需要指出的是，由于患者年龄、体质、性格特点、饮食等各不相同，最终治疗效果也因人而异。

40 胖就是湿气重吗,祛湿能减肥吗

　　清晨起来,拿出镜子,伸出舌头,你发现:舌头边缘像锯齿一样凹凸,舌面一片白茫茫,不好,舌头中间还有两三条细细的裂纹;清晨的大便黏在马桶壁,冲也冲不净;最近皮肤黄了、头发油腻了,好久不见的黑头又出来了;眼屎多了,鼻头红赤如樱桃,牙齿黄了,口中异味常常很重……

▶ **什么是"气"**

气是中国古代哲学的概念,古人用气来认识和解释物质世界发生、发展和变化规律的宇宙观,叫作"气一元论"。气是一种极其细微的物质,是构成世界的物质本原。"气"作为中国古代哲学的重要概念,其本义,是客观的、具有运动性的物质存在;其泛义,是世界的一切事物或现象,包括精神现象,均可称之为气。

　　简单地说,我们所处的世间万事万物都是由"气"组成的。比如天空由"空气"组成,大地由"地气"组成,我们人体更是由"精、气、神"三种本质为"气"的精微物质组成的。

▶ **什么是"湿气"**

我们有"六气"的概念,六气是六种正常的自然界的"气"。所谓六气,是指风、寒、暑、湿、燥、火六种正常的自然界气候。六气的变化称之为六化,这六种气候变化是万物生长的条件,对于人体是无害的。我们的机体在生命活动过程中,通过自身的调节机制产生了一定的适应能力,从而使人体的生理活动与六气的变化相适应。所以,正常的六气一般不易致人发病。

　　但自然气候的变化,超过了人体适应能力,或人体的正气不足,抗病能力下降，不能适应自然界气候变化时，六气则很容易成为致病的诱因。此时，伤人致病的六气便称之为"六淫"或者叫"六邪"。

你没看错，六气是"风、寒、暑、湿、燥、火"，六淫也是"风、寒、暑、湿、燥、火"。怎么能够让你理解他们的不一样呢？举个例子。4月中旬，在太湖鼋头渚，你正徜徉在春日的大好时光里，在樱花树下吃酒赏花，一阵春风拂面，你心旌摇曳，此情此景，美不胜收。这阵春风，叫"六气"中的风；4月中旬，在太湖鼋头渚，你正徜徉在春日的大好时光里，在樱花树下吃酒赏花，一阵春风拂面，你……面瘫了。这阵春风，叫"六淫"中的风。

风还是那阵风，能让你生病的，就叫"淫"，或者叫"邪"。

湿气，就是六淫中致人生病的"湿"。

凡致病具有重浊、黏滞、趋下特性的外邪，称为湿邪。

我们的体形在一定程度上是可以反映身体内水湿的情况。朱丹溪在《格致余论》中首次提到"肥人多湿，瘦人多火"。这里说的"肥"不是指健壮的人，而是指肥胖的人。一般而言，肥胖或容易发胖的人，体内容易产生痰湿，而怎么吃也不胖的瘦人往往阳气偏盛，肝肾阴虚而津液少。

▶ 湿气重的人，身体会有哪些特征

精神状态不佳，经常犯困　当人体内湿气比较重的时候，湿气会影响人体大脑的神经细胞，很多人在日常生活中，精神状况会受到很大的影响，容易出现头重脚轻、瞌睡犯困的情况，在一觉睡醒后，依然感觉头部昏昏沉沉的，这些都是湿气重的表现。

体型偏胖，身体浮肿　通过观察一个人的体形特征，就能够大致了解一个人是否存在湿气重的情况。一般来说，湿气重的人，身体内的水分滞留，在人体皮肤比较薄的地方，会出现浮肿的情况，比如眼睑、脚踝、手腕等地方。体形偏胖的人，身体更容易出现湿气，并且下肢容易有浮肿的状况，但是由于身体是虚胖，他们往往没有什么力气，日常生活中容易产生四肢无力的情况。

粪便经常会黏在马桶上　很多朋友在平时上厕所的时候，都会注意观察一下自己粪便的情况。一般来说粪便应该是比较顺滑的，呈现条状，软硬

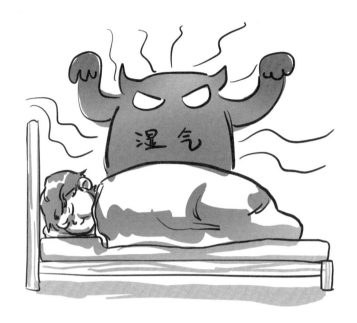

度适中,用水一冲就能够冲掉。如果体内湿气比较重,粪便在经过肠道的时候,就会变得稀软,排出体外后粪便容易黏在马桶壁上。

舌苔变厚,边缘有齿痕 大家早上起来刷牙,伸出舌头照镜子,看一下自己的舌头,连续坚持一段时间,观察其变化。舌头的颜色一般都是粉红色的,舌面有一层薄薄的白色舌苔;当人体内湿气比较重的时候,舌苔就会明显变厚、变白,舌头的边缘还会有玉米粒状的齿痕,此时就是身体在提醒你:该排湿气了。

《中医体质学》一书中将人分为 9 种体质,其中就有痰湿体质。痰湿体质是指当人体脏腑功能失调,易引起气血津液运化失调,水湿停聚,聚湿成痰而成痰湿内蕴表现,常表现为体形肥胖、腹部肥满、胸闷、痰多、容易困倦、身重不爽、舌体胖大、舌苔白腻,且喜食肥甘醇酒。这种情况的出现多因寒湿侵袭、饮食不节积累而成,如果加上先天禀赋、年老久病、缺乏运动,就容易发病,易患消渴、中风、胸痹等。

有人说,胖是因为脾胃功能好,营养吸收得好。其实,恰恰相反,肥胖者不一定脾胃功能好,反倒是因为代谢出了问题才导致了肥胖。

我们的身体里,脾主运化,它负责输送营养物质。脾把没有营养的物质

"丢掉",我们才能保持一个正常的体态。如果脾虚了,体内的津液代谢不通畅,吃进去的食物就容易积在体内产生痰湿,当这些湿邪泛溢到皮肤上,慢慢积累,就"堆"成肥胖。所以,大家看到满街的"啤酒肚",多是脾虚导致的肥胖。

胖人多湿气,但胖人也不全"湿","湿"人也不全胖,这有个概率问题,胖人大概率是"湿"人,"湿"的胖人"祛湿"减重,身体才会好。

▶ 生活中,我们该如何祛除体内的湿气

首先,要调整好饮食,避免吃一些生冷寒凉的食物。很多人在夏天饮食不节制,喜欢吃冰淇淋、冰镇西瓜等,经常吃这些寒凉生冷的食物,会刺激人体的肠胃,不知不觉身体内的湿气就加重了。建议大家在湿气重的时候,可以吃一些赤豆、薏米(薏苡仁)、燕麦等,它们的祛湿效果较好。

其次,睡前用热水泡脚。热水泡脚,能很好地促进脚底血液循环,想要祛除湿气的朋友,可在水里加些艾草、生姜片,这样效果更好。泡脚结束后,可按摩足底,以疏通身体经络,促进体内湿气外排,改善腿部状况,如浮肿。

41 中医传统功法也能减肥吗

减肥之路千万条,中医功法是一条。您知道数千年历史的中医长河中,有哪些功法吗?

减肥,一般人都会采用游泳、慢跑、瑜伽等常见运动方式,真正要达到减肥健身的目的,不应该一味地去做燃烧脂肪的有氧运动,也不应冒着让肠胃功能受损的危险去过度节食,更不应盲信那些吹嘘速效减肥的减肥药,而是应该通过科学有效的手段,去提升人体气血水平,让经脉畅通,把身体里的垃圾都清理排出体外。这样,不仅身上的赘肉会减少,色斑、皱纹也会减少;而且,这也是排毒的过程,内调外养,皮肤也会红润有光泽。中国传统功法,

如太极拳、易筋经、八段锦都是很好的运动减肥方法。

▶ 太极拳

太极拳是我国的国粹,它综合了各家拳法之长,结合导引吐纳,采用腹式呼吸,能在练拳时汗流浃背而不气喘。它也融合了以阴阳为基础的经络学说,成为内外双修,身心并练,将意识、呼吸、动作三者结合为一的内功拳法。动作以松柔入手,练劲养气,可缓可快,柔中寓刚,刚中有柔。太极拳最迟发源于唐,经过1000多年的勃兴、演变,名师迭出,门派繁多,汇成中华强身健体的浩荡洪流。

太极拳的周身运动方式,节节贯通,能够使得经络畅通,促进气血循环,让气血水平得到提升。气血旺盛了,身体的各个功能系统就能够得到充足的能量供应,就能顺畅协调地工作,这样,不仅身材能恢复正常,还能通过正常的吸收消化,产生更多气血能量,渐渐地,您的身体"小宇宙"就进入了良性循环,不仅能达到减肥的目的,还能使身体更加健康、精神面貌朝气阳光。香港研究团队开展的随机对照临床试验显示,中心性肥胖的中老年人,打太

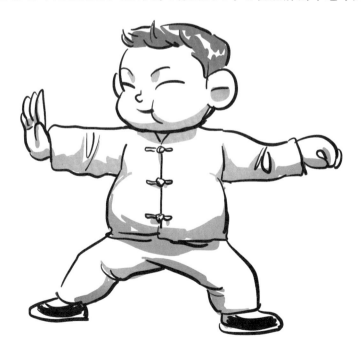

极拳减重、减腰围的效果，不亚于常规的有氧运动。只要你每周打太极拳 3 个小时，坚持 3 个月，您的腰围、体重就会显著改变，继续坚持，身体的各种代谢指标就会持续向好。

太极拳的动作柔和缓慢，适合任何年龄、性别、体形的人练习。经常练习太极拳，除了瘦身减肥外，身心健康的收获也会令您意想不到，甚至喜出望外。

24 式简化太极拳是国家体育运动委员会（现国家体育总局）1956 年组织太极拳专家精选编串而成的，虽只有 24 个动作，但相比传统太极拳套路，内容更加精练，动作更规范，易学易会。

太极拳是一种简单但深谙人体潜能的运动，练气、蓄劲、健身、养生、防身、修身，只要坚持下去，会让人的生命如花，生活质量大大提升。

▶ 易筋经

"易筋经"原系道家导引之术。"易"是变通、改换、脱换之意；"筋"指筋骨、筋膜；"经"有指南、法典之意。"易筋经"就是改变筋骨的方法。易筋经功法，很多段式都强调均匀呼吸。人在锻炼的时候想要保持均匀呼吸，锻炼强度便不能太大，而这正好适合老年人；且均匀呼吸配合锻炼，是一种有氧运动，很适合想减肥、想要保持身材的人锻炼。

研究表明，坚持半年以上易筋经锻炼，人体肥胖指数下降趋势非常明显，说明易筋经功法有利于燃烧脂肪，从而降低高血压、心脏病、脂肪肝等多种疾病的发病率；另外，练习易筋经，肺活量会明显上升，这是因为在锻炼过程中，随着动作熟练，"动中求静"程度的加深，呼吸周期变长，吸气相长于呼气相，潮气量增加，有利于气体交换，进而提升人体的呼吸功能水平，促进相关疾病的治疗，助力身体康复。所以，练易筋经，能明显改善体质，活化全身筋骨血脉。此外，练易筋经还可以很好地陶冶性情、放松身体，改善神经系统、促进细胞完善，增强心脏功能、改善循环系统，调节身体机能、有效延缓衰老。

▶ 八段锦

八段锦是一套独立而完整的健身功法，起源于北宋，至今已有千年历史。古人把这套动作比喻为"锦"，意为五颜六色、美而华贵。

　　现代的八段锦在内容与名称上均有所改变。八段锦功法分为八段,每段一个动作,故名为"八段锦",八段锦可以舒展筋骨,充分拉伸筋骨、疏通经络。并且与呼吸相配合,起到防病、治病、练筋、练骨的作用。比如,两手托天理三焦、摇头摆尾去心火,通过和缓的运动,宣畅气血、舒展筋骨,很好地牵拉了少运动的肌群,锻炼了五官、头颈、躯干、四肢、腰腹等全身各部位,起到保健、调理的作用。锻炼筋骨的同时,也升发了五脏的阳气,可谓一举多得。且其适合男、女、老、少,几乎所有爱动人士,使瘦者健壮、肥者减脂肪。

　　现代医学的研究已经证明,练习八段锦能够减少体脂,提高身体对葡萄糖的吸收,减轻外周组织对胰岛素的抵抗,提高肌肉组织对葡萄糖的利用率,降低血糖。坚持锻炼,体内糖的氧化分解便会增强,生成的三酰甘油就会减少,血浆中的胆固醇也会减少,加快分解脂肪组织,减少血脂,进而调整体重。八段锦运动,可以有效地防治高脂血症,预防冠心病发生,降低肥胖对身体的危害性。

　　研究还发现,八段锦对改善身体形态有一定作用。虽然八段锦的运动强度并不大,但长期坚持,却能使腰围变小、臀围变小、臀部肌肉更结实,这主要是皮下脂肪减少带来的效果。

42 穴位埋线真的"靠谱"吗

　　打开一次性埋线袋,只见圆圆黄黄的地雷样药片(那是消炎贴),取出绿色管状埋线针,酒精消毒针尖,然后,用酒精棉签涂抹埋线穴位,绿色针管扎进去(线埋入),贴好消炎片:手术完成。

　　这就是穴位埋线。

　　穴位埋线,指的是根据针灸学理论,通过针具和药线在穴位内产生刺激经络、平衡阴阳、调和气血、调整脏腑,达到治疗疾病的目的。使用羊肠线或其他可吸收线体对穴位进行植入,经过多种因素持久、柔和地刺激穴位,达到疏通经络气血的功效。其适应证非常广泛,是现在普遍用来进行减肥的一种选择，且其对某些慢性病、疑难病具有速效、长效、特效的优势，经得起实践检验，治疗次数少，患者痛苦小，花钱少。

什么是穴位埋线减肥？穴位埋线减肥是针灸减肥的延伸，是针灸减肥的一种改良。一方面抑制了患者亢进的食欲，也抑制了患者亢进的胃肠消化吸收，从而减少能量的摄入。另一方面它可以增加能量消耗，促进体内脂肪分解。所以穴位埋线减掉的是人体的脂肪而不是水分，并能保证减肥过程中人体的健康和精力的旺盛，且反弹率极低，这是穴位埋线减肥的最大优点。整个埋线过程，大概需要 50 分钟，每 3 周做 1 次，通常 3 次为 1 个疗程。埋线方法类似于针灸留针，通过长期的穴位刺激，达到减肥、美容的效果。埋线减肥期间也应减少主食摄入量，无饥饿感时不需进食，同时还要保证营养的摄入，合理膳食，饮食中增加青菜、瘦肉的摄入，减少脂肪、水分的摄入。

当然，不是所有人都适合穴位埋线，瘢痕构成、近期手术和发热绝对不适合埋线。另外，患有高血压、糖尿病、心脏病等疾病的人群不适合埋线。如果皮肤有溃疡、伤口、皮肤病等，不适合埋线；女性生理周期期间需避免埋线。埋线的主要原则是通过穴位埋线控制食欲，因此在埋线后要注意饮食。埋线后为了防止感染，埋线的穴位不能沾水，第一天不能洗澡，第二天可以洗澡，洗完澡后可以去除覆盖带。如果选择穴位埋线减肥，一定要咨询正规的医疗机构，并严格按照医生的建议。

43 "揉耳朵"减肥有用吗

"揉耳朵"可以减肥？相信大家也是闻所未闻，见所未见。但其实这是一种中医的治疗方法。耳穴，顾名思义就是分布于耳廓上的穴位，是中医学针灸中的一种，也叫反应点、刺激点。大部分都知道人的身体上有各种穴位，比如老一辈的人都知道的"揉揉足三里，赛过老母鸡"。其实，我们的耳朵上也分布着穴位。当人体有疾病时，会在耳廓相对应的部位产生变化，所

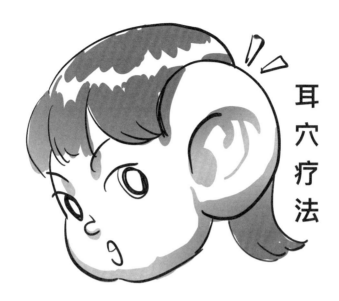

耳穴疗法

以耳穴既可以用来预防疾病,又可以用来治疗疾病,对于辅助减肥更是不在话下。因为耳廓的神经、血管极其丰富,刺激耳甲廓、耳甲腔等处,可以调整机体内分泌系统,还可以调控内脏功能,刺激迷走神经,调节胰岛素的分泌,进而降低食欲,达到减肥的目的。

对于我们的耳朵来说,"麻雀虽小,五脏俱全",其穴位分布就像一个倒置的婴儿一样。婴儿的头对应我们的耳垂,婴儿的脚对应我们的耳尖。通过婴儿的部位与耳朵的部分对应起来,可以做到"以小见大,以宏知微"的效果。耳穴手法简便,对多种慢性病具有良效。运用耳穴疗法减肥,既简单易学,又安全性强,灵活性高,适用范围广,随时随地均可运用。

那么如何应用耳穴进行减肥疗法呢?即刺激相应的耳穴,刺激耳穴的主要方法有:针刺、埋针、放血、耳穴贴压、磁疗、按摩等。在这里我们介绍运用耳穴压丸的方法刺激耳廓上对应腧穴,此方法较为简便。

耳穴压丸法又称耳穴压迫法、耳穴贴压法、耳穴压籽法或压豆法,主要是在耳穴表面贴敷小颗粒状药物的一种简易刺激方法。我们多选用直径1～1.5 mm 的黑色成熟王不留行籽。用开水烫洗 2 分钟,取出晒干后贮瓶备用;使用时先将药籽贴于 0.6 cm×0.6 cm 的小块胶布中央,然后对准穴位贴紧并稍加压力,感到酸麻胀,或有放射、发热感即可,贴压后每天自行按压数次,每次 1～2 分钟。每次贴压后保持 3～7 天,可酌情施加减或更换穴位。

在选穴上我们可以选择神门——控制情绪、减少压力性进食,胃——促进消化、减少腹部脂肪,内分泌——调节内分泌、延长饱腹感,饥点——减少饥饿感,大肠及小肠——调节消化道、治疗腹泻及便秘。

此外,应注意防止胶布潮湿和污染,以免引起皮肤炎症。尤其夏季容易出汗,贴压时间不宜过长。耳廓皮肤有炎性病变或冻疮者,不宜用此法。

44 做推拿、刮痧、走罐能减肥吗

推拿、刮痧、走罐,这些经常出现在各大美容院等机构的宣传海报上的方法,相信大家已经非常熟悉了。这些治疗方法不需要大家运动节食,使人"躺着就能瘦",让很多人都跃跃欲试。但是同时也有一部分人会产生疑惑,这些方案真的能达到减肥的目的吗? 我们一一解释。

▶ 推拿

推拿可以促进新陈代谢,使多余的脂肪转化为热量而消耗掉,从而减少机体的脂肪堆积;此外,推拿可以促进肠的蠕动、腹肌的收缩,使脂肪很难在腰腹部堆积,而腰腹部是脂肪堆积的重要地带。从中医理论来讲,推拿可以疏通经络、调理气血,从而使经络通畅而达到清理机体的目的。因而,推拿减肥不仅有效,而且没有副作用,是比较令人放心的减肥方法。

▶ 刮痧

刮痧减肥是中国传统的自然疗法之一,它是以中医皮部理论为基础,用牛角、玉石等在皮肤相关部位刮拭,以达到疏通经络、活血化瘀之目的。从生理上讲,因为刮痧主要是进行局部皮肤的反复摩擦,可以有效加速身体的新陈代谢和血液循环,有利于促进身体热量的散发,从而达到一定的减肥作用。在操作过程中,减肥刮痧力度要适中,每天刮 1～2 次。若力度大、刮拭时间长,必须涂刮痧润滑剂保护皮肤。且需要根据经络进行刮痧,一般选取背部膀胱经,上肢大肠经、肺经,下肢脾、胃、胆经。此外,刮痧时需注意保暖,因为刮痧时皮肤汗孔开泄,如遇风寒之邪,邪气可通过开泄的毛孔直接入里,不但会影响刮痧的疗效,还会因感受风寒引发新的疾病。减肥者每次治疗时刮拭时间不可过长,不可连续大面积刮痧治疗,以保护正气。刮痧治疗后饮热水 1 杯以补充消耗的水分,还能促进新陈代谢,加速代谢产物的排出。刮痧后一般约 3 小时后洗浴,也应注意保暖。

▶ **走罐**

至于走罐,目前认为不能减肥,因其对人体的刺激特别强,无法达到减肥的作用。目前应用较多的是通过穴位进行拔罐治疗,也可以达到减肥的效果,间隔的时间是 3～7 天。如若经络不畅选择走罐,因其刺激性强,1 个月 1～2 次就可以,其间隔时间过长,所以减肥应用较少,效果不甚理想。对于减肥来说,拔罐是一个选择,通过穴位的负压吸引进行强刺激,能够改善胃肠道功能,可以促进脂肪溶解、脂肪的燃烧,达到减肥的效果。走罐的特点就是刺激性特别强,可以提高人体的免疫力,同时可以行气活血、祛风散寒、消肿止痛等,对于治疗人体相关急性疾病效果很理想,但是,对于慢性肥胖之类的疾病,治疗效果很一般。

45 中药熏蒸、泡脚也能减肥吗

"晚上来个中药包,泡泡脚。"老张跟妻子说。

"好的。不过只剩 2 包了,你抽空去浦南医院中医科,再开点。"妻子说。

"好。这种药包好使,减肥效果不错。"年年秋冬,老张都要重复这样的操作。

中药熏蒸和中药泡脚都是常见的中医治疗方法,不仅可以治疗身体上的不适，还可以达到减肥的目的。可能大部分人都没有接触过，只在电视剧中那些仙气飘飘、云雾缭绕的场景中看到过，对于用什么草药熏蒸或泡脚以及为什么能达到减肥的效果产生了困惑，下面让我们来一一解答。

▶ 中药熏蒸

中药熏蒸是利用草药煮沸后产生的蒸汽来熏蒸肌肤，达到减肥目的的一种方法，类似于蒸汽面膜、蒸汽眼罩的原理。蒸汽对身体的蒸腾作用，使体温升高，皮肤毛细血管扩张，促进血液及淋巴液循环，机体代谢升高而消耗大量能量，在高温条件下，人体气血运行通畅，经络调理迅速，有效分解体内脂肪。温热的刺激还可使全身毛孔开放、出汗，将体内的新陈代谢产物、非特异性炎性介质、毛孔深处的污垢或有毒粉尘排出体外，是综合治疗增效的可能原因之一。同时，中草药中含有的生物碱、氨基酸、维生素、植物激素等中药离子透皮吸收，热与药共同作用，从而起到疏通经络、清除多余脂肪的作用。

有人统计，一次熏蒸后体重即可下降 2～3 kg，且蒸后有轻松感，同时，熏蒸能对下丘脑摄食中枢有抑制作用，故蒸后饥饿感不明显，有别于其他运动项目。中药熏蒸疗法是一种外治方法，熏蒸时可以加入中药，中药以温通化湿类为主，可以促进体内水湿排出。不过，中药也是药，药材毕竟有药性和禁忌。我院自拟减肥方剂由以下中药组成：生大黄、决明子、细辛、茯苓、薏苡仁、泽泻、藿香、冬瓜皮、丝瓜络、玉米须、番泻叶、木瓜、荷叶、艾叶等。中医师可根据患者个人体质适当加减调整。

▶ 中药泡脚

中药泡脚的原理跟中药熏蒸差不多，只不过部位不同，一个是全身，一个是脚，脚是人体中离心脏最远的部位，泡脚对血液回流尤其是下半身肥胖的影响很大。睡前泡脚不仅可以对脚进行局部的温暖刺激，还能促进血液循环，排除体内积存的毒素及废物，加快人体脂肪的燃烧，达到减肥目的，尤其是对下半身肥胖者有辅助作用。

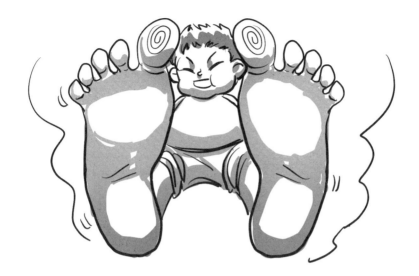

46 中药贴脐减肥真的有效吗

"我想减肥,可是工作忙没时间去健身房,还管不住嘴巴,夏天到了,怎么办?"

"试试中药贴脐减肥。"

"真有效?"

"当然。"

这是两位女白领的街头对话。中药贴脐减肥,可起到辅助作用,但作用有限,而且减肥的过程一般比较漫长,不可能一蹴而就。在选择中药贴脐减肥的时候,需要做好饮食调理,饮食以清淡为主,不要太油腻,否则会影响减肥效果。

中药贴脐法,一般是根据肥胖者体质选取温热类中药,如白芥子、细辛、杏仁等化痰逐饮行气,或由大黄、茯苓、白术、山楂、荷叶等组成,大黄泻腑通便、荡涤膏脂为主药,辅以白术醒脾燥湿,佐以茯苓健脾渗利水湿,山楂、荷叶清热利湿消脂。研磨后敷贴在神阙，有助于减肥。

因为脐为经络之总枢，与脾、胃、肾关系最为密切。西医学研究也表明，药物完全可以从皮肤吸收而发挥作用，脐部角质层薄，脐下腹膜有丰富的静脉网，脐下动脉分支也通过脐部，所以药物经脐部皮肤吸收后，可以迅速地发挥治疗作用。有研究认为，药敷脐部能调整机体交感神经和副交感神经及内分泌功能和电解质的代谢，加强组织细胞的物质交换，促进细胞分解脂肪和促进局部血液循环，疏通经络，调节内脏功能，从而达到减肥作用。

想要用此法减肥的人士，购买中药减肥脐贴一定要到专业的中医医疗机构，而且如果贴敷后出现皮肤红肿、瘙痒等情况，那表示皮肤过敏，要及时停止使用。

中药贴脐减肥，过程较为漫长，且易出现反弹；用于减肥的中药成分非常多，有些人可能会有过敏，高血压人群亦需谨慎，部分中药可能会引起女性月经紊乱。截至目前，中药贴脐减肥尚未得到国家权威部门的认证，未知风险非常多，大家应慎用。

47 "治未病"体质调理，帮纠偏，助代谢

"什么叫治未病？"

"打个比方吧，比如你的车传出皮带'哒哒'声，一会儿就没了，车继续能跑，但实际上齿轮、皮带都有疲劳症状，有问题了。"

"听到车子'哒哒'的声音，就好比人上楼喘气、心脏'乱蹦'，你就得上医院保养，以免真病了，对吧？"

这就是治未病。

中医"治未病"的体质学说始于《黄帝内经》，通过研究不同体质构成特点、演变规律、影响因素、分类标准，从而应用于指导疾病的预防、诊治、康复与养生。中医将不同体质分为9种：平和质、气虚质、阳虚质、阴虚质、痰湿

质、湿热质、瘀血质、气郁质和特禀质。而"治未病"体质调理可以使肥胖人群事半功倍，帮纠偏，助代谢。

▶ 平和质

平和质是指阴阳气血调和的人群。此类人群往往精力充沛，面色红润，目光有神。性格平和乐观，既往疾病较少，对自然环境和社会环境适应能力较强。

平和质的人群往往不会出现偏胖的问题，即使有发胖的迹象，只要通过饮食和运动的调整，也会较快恢复正常身形。

▶ 气虚质

气虚质是指元气不足的人群。此类人群往往气短，乏力，易出汗，语气低微，容易疲劳。平时不善言语，不耐受风寒，易得感冒，生病之后恢复较慢。

此类人群出现肥胖则首先需要顾护元气，健脾益肾，等到元气充沛，再行饮食、运动的调整，则会事半功倍。饮食方面可以多吃补气健脾的食物，如粳米、牛肉、大枣等，不建议吃辛辣生冷的食物。运动方面，可以尝试慢跑、体操等强度不高的运动。同时也可以尝试八段锦、五禽戏等中医养生功法。

▶ 阳虚质

阳虚质是指阳气不足的人群。此类人群往往怕冷，手脚冰冷，畏寒疲乏，喜欢热饮热食。一般阳虚质的人肢体肿胀，平时易泄泻，遇冷加重，耐夏不耐冬。阳气不足会致身体各个脏腑器官的功能减退，使身体产生的废弃物无法正常排出，导致肥胖。

所以此类人群若出现肥胖，应先温补阳气，然后进一步进行运动和饮食的调理来减肥。饮食方面可以食用温阳的食物如核桃、姜、肉桂、花生、羊肉、鸡肉等，少食金银花、苦茶等苦寒的食物。运动方面适合强度低的运动，室内运动更宜，如跳舞、乒乓球等。还可以尝试太极拳等养生功法。

▶ 阴虚质

阴虚质是指阴液亏虚的人群。此类人群往往口干咽燥、手足心热，易午后潮热,睡眠差,大便干燥,不耐受暑、热、燥。

此类人群出现肥胖主要由于阴液亏少,脾虚湿聚,水液代谢失常导致体形臃肿,故首先要以滋阴为主。饮食方面可以考虑百合、枫斗、海参等食物,尽量避免吃甜腻的食物。运动方面,建议运动强度不要太高,比如瑜伽等较适合。也可以尝试易筋经、五禽戏等中医功法。

▶ 痰湿质

痰湿质是指痰湿凝聚的人群。此类人群往往腹部肥满,面部皮肤油脂较多、多汗且黏、胸闷、痰多、口黏腻或甜,喜食肥甘甜黏。痰湿质的人容易出现糖尿病、中风等疾病,对梅雨季节及湿重环境适应能力差。

痰湿质的人出现肥胖,需要先健脾利湿、祛痰化浊,再配合运动饮食的调整。减肥的重点在于调理饮食。日常进食,千万不要贪嘴,要杜绝甜食并戒酒;最忌暴饮暴食和进食速度过快,最好学会细嚼慢咽;多吃味淡、性温平的食物,特别是多吃蔬菜和水果,少吃糖类。可以尝试运动强度较高的运动,如游泳、体操、拳击等项目。

▶ 湿热质

湿热质是指湿热内结的人群。此类人群往往面垢油光,"T"字部位总是油光发亮,口苦口干,身重困倦,大便黏滞不畅或燥结,小便短黄,男性易阴囊潮湿,女性易带下增多。对夏末秋初湿热气候、湿重或气温偏高环境较难适应。

湿热体质的肥胖之人应少吃肥腻食物和甜品,多吃凉性食物以排毒清热。排毒清热的食物有绿豆、苦瓜、黄瓜等;一定要远离油脂含量很高的各种煎炸食品及辛辣、烧烤类食物。可以尝试运动强度较高的运动,如游泳、爬山等。

▶ 血瘀质

血瘀质是指血流不畅,瘀血内阻的人。此类人群往往肤色晦暗、色素沉着,容易出现瘀斑,口唇黯淡、舌黯或有瘀点。容易产生关节疼痛,不耐受寒冷。

血瘀质的人出现肥胖首先要活血化瘀,疏通经络,再配合饮食和运动。饮食方面不要吃生冷的食物,可以吃红糖、生姜、桂圆、葡萄酒等食物。运动方面适合一些中高强度的运动,例如球类运动、中长跑等。同时可以尝试针灸等中医疗法来活血化瘀。

▶ 气郁质

气郁质是指气机郁滞的人群。此类人群往往神情抑郁,情感脆弱,烦闷不乐,性格内向不稳定,敏感多虑。对精神刺激适应能力较差,容易得梅核气、郁病等疾病。

气郁质的人出现肥胖首先要疏肝理气,再配合运动饮食的调整。饮食方面可以吃萝卜、山楂、陈皮、山药等食物,少吃甜腻、油炸等高热量的食物。运动方面适合一些中高强度的运动,例如中长跑、跳绳等。

▶ 特禀质

特禀质是指先天不足的人群。此类人群往往以过敏体质为主,易得哮喘、荨麻疹、花粉症及药物过敏等。对外界环境适应能力差,对过敏季节的适应能力差。

所以此类人群出现肥胖,应先补先天之不足,调理脾肾。饮食方面要注意不吃诱发过敏的食物,运动方面不适合强度过大的运动。可以尝试太极拳、五禽戏等中医养生功法,也可以尝试督脉灸等中医疗法来扶正固元。

48 中医辨证施药膳,再助一臂之力

北风吹,叶儿黄,该进补啦!

每年深秋时节,上海各大中医院里总是热闹非凡,进补的市民大军大排长龙。

药膳是中医学的一个重要组成部分，经中华民族数千年不断探索、积累而逐渐形成，是独具特色的一门临床实用学科，是中华民族祖先遗留的宝贵文化遗产，数千年来，中国传统医学十分重视饮食调养与健康长寿的辩证关系。药膳，是指用食物与药物配伍制成膳食达到养生防治疾病的作用。下面为大家介绍几种简单易行的药膳，为大家减肥之路再助一臂之力。

▶ 荷叶山楂粥

　　［材料］荷叶 10 g，生山楂 10 g，粳米 100 g。

　　［做法］在上述食材中加入适量清水，大火煮沸后再煮 1 小时即可食用。

　　［功效］本药膳可清胃泻火，消食导滞。

▶ 四神猪肚汤

　　［材料］猪肚 200 g，猪瘦肉 200 g，淮山药 60 g，茯苓 15 g，芡实 20 g，薏苡仁 30 g，莲子 15 g，红枣 3 个，生姜若干。

　　［做法］将淮山药、茯苓、芡实、薏苡仁、莲子浸泡 30 分钟，猪肚需用食盐、黄酒揉搓 1 分钟，洗净，猪瘦肉切块，生姜切片，把所有材料放入汤盅内，加入适量清水煮 1 小时，调味即可。

　　［功效］本道药膳既美味，又可健脾祛湿，固肾益精。

▶ 薏苓养胃粥

　　［材料］茯苓 30 g，薏苡仁 20 g，腐竹 30 g，红枣 2 个，小米 50～100 g，食盐适量。

　　［做法］将茯苓放入锅中，加入适量清水煮 20 分钟，去药渣，把剩余材料放入锅内，煮沸后改小火煮 1 小时至煮烂，调味即可。

　　［功效］本道药膳可健脾除湿，益气和胃。

▶ 杜仲牛肉汤

　　［材料］杜仲 10 g，生地 15 g，花生 50 g，陈皮 10 g，牛腱子 300 g。

　　［做法］将所有材料放入锅内，加入清水，武火煮沸后文火煮 1.5 小时，

加盐调味即可。

[功效] 本药膳既美味，又可补肝肾、调筋骨，尤其适合冬季食用。

▶ **艾叶红枣鸡蛋**

[材料] 鲜艾叶 120 g，红枣 10 个，鸡蛋 1～3 个。

[做法] 将艾叶、红枣洗净，锅内加入清水煮沸，加入艾叶、红枣、带壳鸡蛋，煮 10 分钟，再把鸡蛋剥壳，放回锅中继续煮 15 分钟。

[功效] 本药膳可以理气血、去寒湿，减肥人士可作为早餐食用。

别了，再也不见"肥胖君"

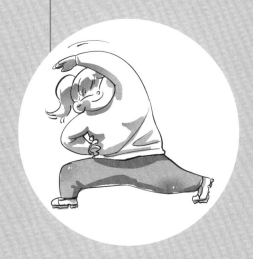

第五章
减肥,一生的功课

49 不做小胖墩

这支肥胖大军中,有您吗?

2021年5月11日,中华人民共和国国务院新闻办公室举行新闻发布会,公布第七次全国人口普查数据。其中,近20%儿童、青少年超重或肥胖。也就是说,超重儿童、青少年超过2000万。

▶ 青少年肥胖现状

青少年长期过量饮食,超出身体的消耗,体内脂肪逐渐堆积起来,日积月累,就超重变成小胖墩了,这是体重超出正常值的一种营养障碍性疾病。肥胖不仅影响儿童身体健康,而且与成年人代谢性疾病的发生密切相关,已成为当今大部分公共健康问题的根源。据流行病学资料统计,发达国家及发展中国家的肥胖人数均逐年增加。2017年非传染性慢性疾病风险因素协作组织研究显示,全球5～19岁青少年肥胖患病率,女童从1975年的0.7%上升到2016年的5.6%;男童从1975年的0.9%上升到2016年的7.8%。全世界有5000万女童和7400万男童存在肥胖问题。肥胖给青少年造成了巨大的危害。

▶ **青少年肥胖的原因**

饮食因素　食物摄入过多是导致肥胖的主要原因。主要表现为过多摄入高热量食物和含糖饮料，儿童无法正常消耗掉，便成为导致肥胖的重要原因。同时，家庭环境和父母的行为也是重要因素，家庭内的不良饮食行为、生活习惯，会直接影响儿童的行为。如吃过多的零食、正餐饮食过饱等。

运动因素　饮食多，活动少，缺少体育锻炼，是发生肥胖症的重要因素，运动量太少的情况下，即使摄食不多，也可引起肥胖。肥胖儿童大多不喜爱运动。

遗传因素　环境因素固然重要，但遗传因素诱发肥胖的作用更大。目前研究认为，人类肥胖与 600 多个基因、标志物和染色体区域有关。肥胖的家族性与多基因遗传有关。双亲均肥胖的后代发生肥胖者高达 70％～80％；双亲之一肥胖者，后代肥胖发生率为 40％～50％；双亲正常的后代发生肥胖者仅 10％～14％。

其他因素　如进食过快，或者饱食中枢和饥饿中枢调节失衡以致多食；精神创伤（如亲人病故或学习成绩低下）以及心理异常等因素亦可导致儿童、青少年过量进食从而引起肥胖。

▶ **治疗措施**

肥胖症的治疗原则是减少食物的摄入和增加机体对热量的消耗，使体脂减少并接近理想状态，同时又不影响儿童身体健康及生长发育。饮食疗法和运动疗法是两项最主要的治疗措施，因胖造成器官损害的儿童可用药物或手术治疗，但必须在专业医生指导下进行。

饮食疗法　由于小儿正处于生长发育阶段，而肥胖治疗具有长期性，故多推荐低脂肪、低糖类和高蛋白质、高微量营养素、适量纤维素食谱。良好的饮食习惯对减肥具有重要作用，如避免不吃早餐，力戒晚餐过饱，不吃夜宵，不吃零食，减慢进食速度，细嚼慢咽等。不要经常用食物奖励儿童。父母、兄弟姐妹及同伴建立平衡膳食、健康饮食习惯，多尝试新食物。

运动疗法　适当的运动能促使脂肪分解，减少胰岛素分泌，使体内脂肪合成减少，蛋白质合成增加，促进肌肉发育。肥胖小儿常因动作笨拙和活动后易累而不愿锻炼,可鼓励和选择患儿喜欢且易于坚持的运动,如晨间跑步、散步、做操等,每天坚持运动至少 30 分钟,活动量以运动后轻松愉快、不感到疲劳为原则;尤其注意饭后不要马上坐下来看电视,提倡饭后参加家务和散步,运动要循序渐进,不要求之过急。

心理治疗 鼓励儿童坚持控制饮食,加强运动锻炼,增强减肥的信心。心理行为障碍使肥胖儿童失去社交机会,两者的恶性循环使儿童社会适应能力降低。应经常鼓励儿童多参加集体活动,让其融入群体之中,时间长了,就会渐渐变得活泼、合群,孤僻、自卑的心理就会烟消云散;且在集体之中,儿童也能较快建立起健康的生活方式,跟样学样,也会变成一个很会自我管理的小朋友。

药物治疗 一般不主张用药,必要时请在专业医生指导下用药。

50 儿童、青少年减重会影响生长发育吗

"你看,他才 8 岁,这么胖,光吃不爱动,怎么办?"望着自己的儿子,小于一脸愁容。

"你带他去医院让医生看看吧。"见多识广的邻居建议。

"他才这么小,肥胖会不会影响他发育呀?"

"先去咨询一下嘛,总比干着急强。"

超重与肥胖不仅影响儿童、青少年的健康成长,导致心血管疾病、肺功能下降,还会升高血脂、血糖等,甚至会引起性早熟,这种因肥胖导致的内分泌失调会严重影响生长发育。

减重治疗包括生活方式(膳食和体育运动)调整、药物治疗及外科手术治疗等多种手段。科学合理的饮食治疗联合运动干预仍是目前最有效、最安全的基础治疗。

饮食结构的调整:一是多吃水果蔬菜及粗加工的食物,如糙米、燕麦、

麦仁、荞麦、玉米等，同时增加粗纤维的摄入，如芹菜等；二是增加优质蛋白质的摄取量，如大豆类、瘦肉、鱼肉、蛋类等，优质蛋白质可以促进脂肪的燃烧。三是适量摄入坚果类、菌类、海藻类等，增加微量元素的摄入，帮助减肥。

饮食习惯的改变：应适当减少食量，尤其是晚饭不要吃得太多，忌吃烧烤、油炸等食品及精制的面食类。运动对减肥的影响取决于运动方式、强度、时间、频率和总量。推荐采用有氧运动和抗阻运动模式来预防、治疗儿童和青少年肥胖，比如慢跑、快走、游泳，多做呼啦圈运动，练健身操等。

儿童、青少年正值生长发育期间，需要摄取均衡、足够的营养，若过度节食，采取不正确的减肥方式，也会有不良后果，严重者会影响生长发育。因此，良好的生活习惯、合理的饮食结构结合适当的运动，才能达到较好的减重效果，更好地促进孩子的生长发育。

51 如何判断青春期是胖了还是发育

"白白胖胖多好！你瞅瞅，这多可爱。"奶奶捋着孙子的肥胳膊，那叫一个爱不释手。

"还好？他呼吸都快成问题了，睡觉时经常打呼噜，平时拿了筷子就放不下来！"孩子的妈妈却忧心忡忡。

……

很多人觉得把孩子养得白白胖胖才是养得好，看起来既可爱又强壮，小孩子胖点没关系，长大了就会瘦下来呀。其实这是个巨大的养育误区，近年来儿童严重肥胖导致糖尿病甚至危及生命的情况越来越多，为各位家长敲响了警钟。《中国居民营养与慢性病状况报告（2020年）》显示：我国6～17岁的儿童、青少年超重肥胖率已经达到了19%，也就是说，6～17岁的孩子里，每5个里面就有1个小胖墩，殊不知高血压、早期动脉粥样硬化、2型糖尿病，这些原本只有成人才会有的疾病，已经慢慢趋于低龄化。

判断胖瘦有方法，通常以体重和身高的关系（如体重指数 BMI 等）评估，0～6 岁以下建议咨询社区医院儿保医生；6～18 岁学龄儿童、青少年可以通过计算体重指数 BMI 法，体重指数（BMI）＝体重（kg）/身高的平方（m^2）。表 5 是 6～18 岁儿童 BMI 超重与肥胖界值。

表 5　6～18 岁学龄儿童、青少年性别年龄别 BMI 筛查与肥胖界值

单位：kg/m^2

年龄（岁）	男　生		女　生	
	超　重	肥　胖	超　重	肥　胖
6.0～	16.4	17.7	16.2	17.5
6.5～	16.7	18.1	16.5	18.0
7.0～	17.0	18.7	16.8	18.5
7.5～	17.4	19.2	17.2	19.0
8.0～	17.8	19.7	17.6	19.4
8.5～	18.1	20.3	18.1	19.9
9.0～	18.5	20.8	18.5	20.4
9.5～	18.9	21.4	19.0	21.0
10.0～	19.2	21.9	19.5	21.5
10.5～	19.6	22.5	20.0	22.1
11.0～	19.9	23.0	20.5	22.7
11.5～	20.3	23.6	21.1	23.3
12.0～	20.7	24.1	21.5	23.9
12.5～	21.0	24.7	21.9	24.5
13.0～	21.4	25.2	22.2	25.0

续　表

年龄(岁)	男　生		女　生	
	超　重	肥　胖	超　重	肥　胖
13.5～	21.9	25.7	22.6	25.6
14.0～	22.3	26.1	22.8	25.9
14.5～	22.6	26.4	23.0	26.3
15.0～	22.9	26.6	23.2	26.6
15.5～	23.1	26.9	23.4	26.9
16.0～	23.3	27.1	23.6	27.1
16.5～	23.5	27.4	23.7	27.4
17.0～	23.7	27.6	23.8	27.6
17.5～	23.8	27.8	23.9	27.8
18.0～	24.0	28.0	24.0	28.0

　　除此以外，也可用更简易的腰围身高比(腰围/身高)，女孩≥0.46，男孩≥0.48，就是肥胖(该指标不适用于营养不良的儿童)。

　　儿童时期是生长发育最重要的阶段，儿童肥胖的防控需要家庭、学校、社会多方面提供支持性环境。家长应当树立榜样，做好教育和引导，潜移默化影响孩子的饮食和行为习惯；同时学校的供餐、课间运动、体育课、定期体检以及家校沟通也很重要。

52 长期节食会引起闭经吗

　　炎炎夏日来了，衣服越穿越小，小肚腩、粗胳膊……无袖裙子怎么穿，修身靓衫短裤都穿不了了，怎么办？

为了美，好多妹子拼了，大强度节食，天天去健身房。

请注意，去健身房可以，但效果不会立竿见影；大强度节食，虽然短时间内掉秤明显，但是长期却会导致闭经。

那么为什么节食会导致闭经呢？因为月经的产生与下丘脑有关，节食恰恰会影响下丘脑-垂体-卵巢轴的功能，导致激素紊乱，机体异常，产生闭经。

从中医学角度，对节食引起的闭经有以下几方面认识：① 闭经与脾胃的关系：脾胃主运化五谷，吃得不够，脾胃吸收的水谷精微就不够，脾为气血生化之源，脾气不足，则气血生化无源，因而没有血可以下行，从而导致闭经；② 闭经与肾的关系：肾主藏精，当肾中精气充盈时，就会产生月经。精血同源，饮食不足会导致气血亏虚，精血匮乏，所以月经不能按时到来；③ 闭经与肝的关系：有些女性可能不满自己的体形，情志不舒，肝气郁结，坏情绪也会影响月经。若郁结之气冲击脾胃，同样会影响食物消化，导致体重下降，出现闭经。

西医学对节食引起的闭经又有哪些认识呢？人体的中枢神经系统对体重骤降极其敏感，一年内体重下降10％左右均可导致闭经。持续性的消瘦可导致激素水平下降，影响月经。由于女性的乳房等脂肪组织可将雄激素转化为雌激素，所以脂肪的含量可以直接影响体内控制月经的内分泌调节情况。研究证实，初潮后的少女，体内的脂肪组织含量达到体重的20％～22％才能保持月经规律。当女性体内的脂肪不够时，肌体就开始消耗蛋白质，这在一定程度上会减少雌激素的合成，导致下丘脑-垂体-卵巢轴受影响，进而发生闭经。同时，人体的下丘脑中的摄食中枢和饱食中枢，会随着主体的节食行为而产生响应。随着时间的推移，两个中枢便会功能性紊乱，导致体重下降。

另外，闭经引起的精神问题不容忽视。长期闭经会使患者产生厌食情绪，导致机体更加消瘦，加重闭经，于是开始恶性循环。

节食减肥不是好办法，为了身体健康，减肥要讲科学。

53 减肥恰逢生理期，还能运动吗

"走，游泳去。"

"不啦，'大姨妈'来了。"

……

一般来说，经期可以适当从事一些体育运动。经期适量的运动不仅能改善经期紊乱、腹痛、坠胀、腰酸等症状，而且还能有效提高人体的功能状态，促进血液循环，减少盆腔充血。此外，经期运动还能促使腹肌和盆底肌肉的收缩和舒张，有利于经血排出。

经期适量的运动是可行的，但要根据经期的时间来设计运动的类型，在月经前期选择一些轻柔的运动，到月经后期再逐渐恢复有氧运动。

▶ 女性经期如何运动

前期　经期前三天，轻柔运动。月经期间，许多女性会出现身体不适的情况。因此，在经期到来前三天，可以根据自己的情况来决定运动形式，以较为轻柔、舒缓、放松、拉伸的运动为主，如冥想型瑜伽、初级的形体操，或只是在家做一些简单的伸展动作。通过这些轻运动帮助身体血液顺利流通，缓解压力。运动期间，一定要避免对腹腔施压、避免将腿位抬得过高。如果感到疲劳或发现出血量突增或暴减的情况，需立即停止运动。

经期　所谓的经期运动减肥，就是在女性经期利用经期的一些特殊性，依据身体的功能状况并配合一定的运动，以达到减重的目的。女性在月经期间，盆骨状态会发生改变。在月经开始到之后的 2 周内，盆骨处于紧收闭合的状态，此时身体状态比较稳定，适当做些轻松简单的减肥动作，可以达到比较好的减肥效果。

后期　经期第五天，有氧运动。身体开始恢复，此时可以开始慢走、慢跑等有氧运动。不过，还是要避免球类及负重等强度较大的运动。

▶ 女性经期运动应注意的事项

（1）控制运动量，不进行高强度、大运动量运动，如跑步、跳跃。经期避免剧烈运动。剧烈运动会抑制下丘脑功能，造成内分泌系统功能异常，从而干扰正常月经的形成和周期。如有严重痛经、出血量过多和功能性子宫出血等情况者也应尽量避免运动。

（2）缩短锻炼的时间。放慢速度，减少运动量，以放松肌肉。经期运动最好要维持原有的运动习惯，并在此基础上减小运动强度，缩短运动时间。生理期过后，不要马上恢复以往的运动量，要进行一些恢复性运动，可根据个人体质将运动时间控制在 10～30 分钟。

（3）避免参加引起腹内压增加和使腹部震动剧烈的运动，如俯卧撑、仰卧起坐、跳远、跳高、投篮等；避免参与各种水中运动，如跳水、游泳和打水球等。

（4）如果在运动过程中感到头晕、恶心、心慌，应立即停止运动，不可勉为其难。

54 孕期体重管理

"真香啊！妈妈煲的猪蹄汤真好吃！"小倪一边咂巴着嘴，一边摸着自己怀孕 6 个多月的肚子。

"好吃明天再做。你那个时候，吐得太可怜了！"婆婆看着自己的媳妇，恨不得她再多吃点。

"不能天天这样的。"

"没事，明天做鸡汤。"

……

随着生活水平的提高，越来越多的孕妇在孕期不能较好地控制体重。

孕期体重异常对母婴的健康都会产生一定的影响。

▶ 孕期体重异常有哪些危害

我们都知道，若孕产妇体重增长较慢，会影响胎儿发育，导致胎儿先天畸形和发育异常，会给宝宝带来许多风险。若孕产妇体重增长较快，出现超重现象，就会难产、产出巨大儿等，而巨大儿在发育过程中更容易超重，成为糖尿病、高血压等慢性病的高危人群。因此，在孕期控制孕产妇的体重至关重要。

那么，女性应如何在妊娠期间保持体重的合理增长呢？我们一定要记住四个字，那就是"少吃多动"。道理大家都懂，具体该如何实施呢？

▶ 孕期如何做到"少吃"

少吃主食和水果　孕早期孕吐不严重的孕妈不需要额外进补，防止孕早期体重增长过多。孕期体重增长过多的主要来源是碳水化合物（淀粉和糖类）摄入过多，因此，中晚孕期管住嘴的关键是，控制米饭、面条、馒头、土豆等主食和水果的超额摄入。

多吃蔬菜　听从产科专家的意见，可以多吃些蔬菜，因为吃蔬菜几乎不会增加体重。

摄入足量蛋白质　宝宝发育需要足够的蛋白质，蛋白质的摄入对体重增长影响较小。适当增加牛奶、鸡鸭鱼肉、猪牛羊肉（肉汤不要）的摄入。不喜欢吃肉的孕妇可以用豆类和豆制品替代。

▶ 孕期如何做到"多动"

中晚孕期，应每天进行30分钟中等强度的活动，除了在孕早期避免剧烈运动外，多数活动和运动在孕晚期都是安全的。运动方式最好是有节奏的有氧运动，比如适合自己运动量的快走、游泳、骑车、瑜伽、跳舞等。需要注意的是，所有运动需要掌握运动强度不可超过自身承受范围，高强度及对抗激烈的运动不可盲目尝试，如篮球、足球、马拉松等。

▶ **控制体重也要谨防低血糖的发生**

严重的低血糖会导致孕妈行为异常、意识障碍、晕厥，甚至产生昏迷、癫痫发作。偶尔一次短暂的低血糖症状，一般不会给孕妈和宝宝带来损伤，孕妈也不用太紧张。因此，在控制体重的同时，也要避免血糖的波动，孕妈可在控制进食总量的前提下，少食多餐，尽量早睡，避免各餐之间间隔太长，从而远离低血糖。

做到以上几点，孕妈们就可以称作"孕期体重管理得当"的好妈妈了。这不仅有助于提高宝宝的抵抗力，保证胎儿正常发育（减少低体重儿与巨大儿带来的发病率），减少新生儿窒息与死亡的发生，有助于提高宝宝的早期学习能力，同时也有益于顺产，有助于妈妈产后快速恢复形体，减少难产、早产及各种并发症的发生，有益于黄金母乳期的母乳喂养。

孕妈们应该在孕期加强体重管理，在保证营养需求的同时，有效控制体重，保障母婴安全。

现在不缺吃的，缺的是正确地吃和适量的运动！

55 产后肥胖不见了

很多宝妈都发现，自从生了娃，衣服至少要大一码。为什么呢？那都是"产后肥胖"惹的祸。

医学上，产后肥胖是一种病。那什么是产后肥胖呢？产后肥胖是一种由妊娠造成下丘脑功能紊乱，体内脂肪代谢出现异常，身体突增大量脂肪，造成体重上升，身体发胖的一种情况。医学上也把这种现象称为"生育性肥胖"或者"母性肥胖综合征"，是一种常见的产后病态反应。

▶ **产后肥胖是如何产生的**

压力得不到缓解 有很多妈妈在产后容易得抑郁症，如果压力得不到缓解，就会不知不觉地通过饮食来舒缓，这是导致产后肥胖的原因之一。

新陈代谢低下   在怀孕的时候，由于腹部不断增大会导致行动不便，有很多妈妈在孕期都会减少运动量，甚至很少走动，导致新陈代谢也跟着变得缓慢，脂肪就迅速占领了身体的大部分地方。

怀孕期间的饮食变化   不少人认为，怀孕期间必须吃够两人的分量，才能给胎儿补充足够的营养，所以孕妇的食量增加幅度通常都比孕前要大，而这种饮食习惯在产后也不能及时恢复，这是加剧产后肥胖的重要原因。

一旦造成产后肥胖，要想恢复以前的苗条身材，可不是一件容易的事。女人在生产之后的半年之内，体内的脂肪还是处于流动的状态，这个时间瘦身的话，效果会比较好，所以这段时间也被称为"瘦身黄金期"。那些想瘦身的宝妈们，一定要抓住这个黄金期，必要的时候还可以制定一些减肥的计划，以此来激励自己。

▶ 产后 6 个月的减肥黄金期，我们能做些什么

坐月子期间   不能一味地追求瘦身，身体健康恢复是最重要的。如果是顺产的女性，在产后 2 天就可以进行产后保健操运动，不仅有利于腹壁肌肉以及盆底肌肉的恢复，还能减肥。产后保健操要根据个人体质，逐渐增加运动量，循序渐进。产后应该避免劳累，以防发生子宫脱垂。

产后 6 周   身体恢复得差不多了，这时可以逐步开始减肥工作了，但妈妈们一定要根据自己的身体情况来判断哦。这个时间段可以有意识地渐进式控制饮食，适当运动以减肥。但是，由于产下宝宝对身体的影响很大，不能做高强度的减肥运动，而应当逐渐增加运动量，控制饮食的同时，要注意营养物质的均衡摄入，以保证母乳喂养的需要。

产后 2 个月   此时，妈妈们的身体已经恢复得比较好，适当地做一些强度比较轻的运动会很不错，它能提高身体的新陈代谢，促进健康。但需要注意的是，产后恢复时期应避免剧烈运动，因为此时身体尚虚弱，元气未复位，剧烈运动容易损伤身体，对产妇的身体健康不利。

产后 4 个月   可以加大减肥力度了。这时，综合考量饮食和运动，给自己制定一个个性化、合理的减肥计划，会有很好的减肥效果。一般而言，哺

乳期饮食构成应以高蛋白质、高维生素、低糖、低脂肪为好。荤素搭配，细粮与粗粮搭配，并适当增加奶类、豆制品、蔬菜和水果，而不是喝乳白色的高脂肪浓汤。

另外，妈妈们在减肥期间，切记一定要戒掉零食，可以随身准备 1 个苹果或者 1 袋低脂奶以防嘴馋。产后运动要从简单的运动开始，然后根据自身身体的恢复情况，慢慢增加运动量和运动难度。

适合新妈妈的产后运动项目有哪些？建议尝试产后瑜伽、瘦身操、普拉提、慢跑、有氧舞蹈和游泳等运动模式。

综上所述，产后 6 个月是减肥的最佳时间，妈妈们在这个日子里千万不能偷懒哦，否则脂肪会稳稳地在您身上"安营扎寨"，过了这个"黄金减肥期"，再想瘦成"闪电"就难上加难啦！所以，在此提醒各位产后妈妈们，不仅要注重营养的补充，还要注重食物的品质，再加上适量的运动，才能让你们的减肥事业前途光明，效果事半功倍哦。

56 "啤酒肚"和"苹果腰"怎么办

中心性肥胖又称为腹型肥胖、向心性肥胖，是指男性腰围≥102 cm，女性腰围≥88 cm，或男性腰围/臀围＞1.0，女性腰围/臀围＞0.9 的肥胖。

很多男性肥胖，都属于中心性肥胖。"啤酒肚"是腹部肥胖的俗名，又叫"罗汉肚"，而成年女性肥胖的特征是以腰腹部脂肪堆积为主，被称为"苹果腰"。"啤酒肚"和"苹果腰"都归于腰腹部脂肪堆积的肥胖。随着年龄增长，男性深睡眠阶段减少，由于睡眠质量差，激素的分泌会随之减少，激素的缺乏使体内脂肪增加并聚集于腹部，而且年纪越大影响越明显。

由于人们生活日渐丰富，可选择的食物亦丰富多彩，很多人不注意节制、饮食过量，加之部分人长时间伏案工作、缺乏锻炼，或因压力下的糖皮质激素紊乱，都可使腹部脂肪日渐增多、过剩。

中心性肥胖的危害非常大，它是加速衰老的主要因素之一，已证明有

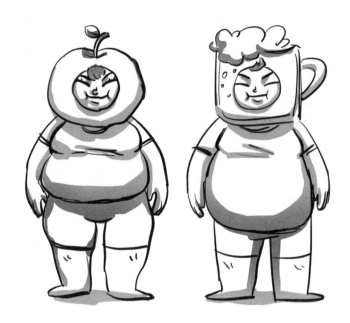

15种以上导致死亡的疾病与腹部肥胖有直接关系，其中包括冠心病、心肌梗死、脑栓塞、乳腺癌、肝肾衰竭等。有研究成果称，有"啤酒肚"男性的致死风险，是仅有过重或肥胖因子男子的2倍，有"苹果腰"女性的死亡风险也会升高1.5倍。

▶ 消除"啤酒肚""苹果腰"的方法

饮食　饮食规律，避免暴饮暴食，宜清淡、新鲜，多素少荤，注意蔬菜、水果的摄取，控制荤食摄入量，忌高油、高盐。

不要过量饮酒：虽然啤酒与啤酒肚没有直接关系，但是过量饮酒还是会对身体造成负担，影响健康。

适当饮茶：茶有清理肠胃的作用，可以把肠道和血液内多余的油脂排出体外。喝茶能够去脂，但是要适当。早餐吃饱后，可以适当喝一点发酵或者半发酵的茶，比如普洱茶、乌龙茶、铁观音、红茶等。午餐后不要立刻喝茶，最好是过1个小时之后再喝。

细嚼慢咽：进食时细嚼慢咽，有助于减少对食物的摄入量，还有助于降低体内的压力激素皮质醇水平，从而减少体内脂肪的堆积。

规律睡眠　保证睡眠质量。每天坚持晚上 11 点前上床睡觉，这样能帮助延长深度睡眠的时间，保证身体激素的正常分泌，从而有助于减少腹部脂肪堆积。

运动　多加强运动，每天运动不少于 30 分钟。腹部运动可以选择仰卧起坐、转呼啦圈。仰卧起坐可有效刺激腹部肌肉，转呼啦圈能够有效锻炼腰部、腹部肌肉，而且还有助于促进肠道的消化和排毒，帮助加强腹部脂肪的燃烧，避免脂肪堆积。

腹部按摩　用双手手掌自上而下按揉腹部，然后用手掌用力快速上下来回揉搓腹壁，直到肚皮发热发麻。腹部按摩可以促进脂肪燃烧，促使腹部脂肪的分解。

穴位按摩　取带脉穴（第 11 肋骨游离端下方垂线与脐水平线的交点处），行点揉法。双手拇指腹按于穴位上，掌心向内，其余四指于腰背部固定。拇指由轻到重用力点揉，以微觉酸胀感为度。每次点揉 3～5 分钟，每天 2～3 次。该穴为带脉与足少阳胆经的交会穴，且为带脉的主穴，具有温补下焦、利水降浊的功效。

针刺　腹部局部排刺联合耳穴治疗（女性经期期间暂停治疗。请去正规医院，请医师操作）。

腹部局部排刺：根据所选取得穴位，对每个穴位分别进行 0.8 寸直刺进针（具体深度根据胖瘦调节，以得气为度），除人体正中线上的穴位外均双侧选取穴位。取穴区域具体为针灸针对穴位进行常规针刺，待得气后再留针半个小时，每隔 1 天进行 1 次，1 周进行 3 次，共需要进行 10 周的治疗。

局部排刺治疗后取耳穴治疗。

主要耳穴有：内分泌、丘脑、脑点、饥点、渴点、神门、脾、胃，选择 4～6 个耳穴，每次治疗过程选取单侧的耳穴，在患者每天用餐的前一刻钟对所有穴位进行 5 分钟左右的按压，治疗频率为每隔 1 天更换 1 次，每周进行 3 次，一共需要进行 10 周。

功法　八段锦等。八段锦具有柔筋健骨、行气活血、协调五脏六腑的作用，是传统中医养生体操的一种，长期坚持具有一定的减肥作用，可以避免长期久坐导致的腹部和臀部脂肪积聚。

57 告别更年期肥胖

"恕我直言，你最近胖了！"张阿姨的发小快人快语。

"是呀，以前的衣服都穿不上了！怎么办？"更年期的张阿姨愁容满面，她说自己每天焦虑、烦躁、失眠，唯有好吃的能安慰自己。

更年期又称绝经期，是妇女由中年到老年的过渡期，此时期的发胖，称更年期肥胖。主要原因是：卵巢功能逐渐减退，内分泌功能暂时紊乱，影响脂肪代谢；加之年龄增长，活动减少，机体内能量消耗减少，多余的能量堆积在皮下导致肥胖。其肥胖的特点是：内脏脂肪蓄积过多，且大于皮下脂肪的蓄积，脂肪大多堆积在腹部、臀部、乳房、额下及上肢等处，以闭经后尤甚。

更年期肥胖可致机体免疫力下降，常诱发心脑血管等疾病，且死亡率也随之增高。内脏脂肪蓄积诱发胰岛素抵抗，易使血糖升高。有研究显示：更年期时 BMI 高可增加乳腺癌发病的风险。

▶ 更年期肥胖的应对方法

饮食　宜：增加蔬菜、水果，尤其是深色蔬菜，蔬菜能生吃尽量生吃，并不放或少放色拉酱，凉拌菜放醋，少放或不放油。适当增加海产品摄入，如海带、紫菜、海产鱼类等。宜吃些含维生素 C、含钾、含钙量丰富的食物；食物多样，谷物为主，少吃或不吃薯片、瓜子、饼干、蛋糕等甜点零食。动物性食物，以白肉为主，如以鱼虾类、家禽类代替红肉，晚餐尽量不吃红肉，鸡鸭去皮，少吃内脏。睡前 4 小时不再进食。

忌：控制热量，控制主食及脂肪摄入量，尽量少吃或不吃糖果点心、甜饮料、油炸食品等高热量食品。减少烹调用盐量，尽量少吃酱菜等盐腌类食品。少吃肥肉及各种动物性油脂，控制高胆固醇食物。忌饮酒过量。

运动　坚持有氧运动，包括健美操、散步、慢跑、骑自行车、游泳等，训练强度达到个体最大心率＝（220－年龄）×60％；每次训练持续 45 分钟，12 周为 1 个疗程。锻炼对于调整和维持生理功能的平衡有良好作用，不过，锻炼方式因人而异，要根据自己的体质做选择。

调节心情　更年期妇女情绪波动较大，容易出现消极、抑郁或者急躁。建议放宽心，多参加一些老年人的活动，转移注意力，消除思想顾虑，保持乐观、开朗的情绪。

疏导：主动找信任的人诉说心中的忧虑，让心中的不快得以发泄，使心情逐渐舒畅，可以通过与朋友交谈来排忧解闷。

与社会接触：加强人际交往，助人为乐，与人为善，在帮助他人的过程中得到的快乐会很好地纾解情绪。积极投身于自己喜爱的事业，就会乐而忘忧，快乐无比。

保持家庭和睦：丈夫要细心呵护妻子，妻子也要做婚姻的微调器，宽容对方的缺点，消除婚姻的斑点；互相赞美对方的优点，增添婚姻的美好色彩。

转移注意力法：情绪不好时可做一些自己感兴趣的事，如听音乐、逛商场、绘画、养花、读自己喜欢的书、做皮肤护理、看电视等。在这些活动中可以使郁闷的情绪消除，心情变开朗。

中药茶饮　中药茶饮对于更年期肥胖也有很多功效，可以清心宁神、疏肝解郁、舒畅身心，从而达到减肥的效果。且泡茶饮方便实用，易携带，比起汤药更好入口。例如玫瑰花气味芳香，药性平和，既能疏肝理气而解郁，又能和血散瘀而调经，有柔肝醒脾、行气活血的作用，玫瑰花对于治疗面部黄褐斑也有一定作用，很适合中青年女性饮用，是天然养颜饮料的首选。此外，玫瑰花的药性非常温和，能够温养人的心肝血脉，舒发体内郁气，起到镇静、安抚、抗抑郁的功效。女性在月经前或月经期间常会有些情绪上的烦躁，喝点玫瑰花茶可以起到调节作用。在工作和生活压力越来越大的今天，即使不是月经期，也可以时常喝点玫瑰花茶，有助于安抚、稳定情绪。

58 与老年人肥胖说拜拜

　　近日,在社交媒体上,"钟南山身型"的话题登上热搜,很多人都被钟院士的身材震撼到了!钟南山院士今年85岁了,照片里的他身姿挺拔,没有一丝丝弯腰驼背,腰背部整体的肌肉线条隐约可见,甚至还有健身运动员身体"倒三角"的既视感,立刻让大家意识到:年老并不是肥胖的借口!

老年人肥胖指的是60岁以上的老年人出现或存在的肥胖。国际肥胖特别工作组指出,肥胖将会成为21世纪威胁人类健康和生活满意度的较大敌人。特别是老年人,肥胖更是威胁健康的一大"杀手",并且还会导致各种并发症的发生。

▶ 老年人肥胖的危害

血管硬化　脂肪组织过多容易诱发动脉粥样硬化,从而引起冠心病、脑

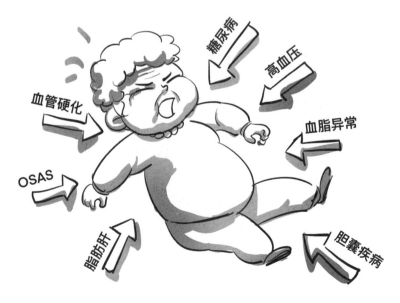

梗死等心脑血管类疾病。

脂肪肝 体内脂肪含量过多,会增加肝脏脂肪变性的概率,引起肝脏肿大。

糖尿病 过多进食高油脂、高胆固醇等食物会刺激胰岛分泌,引起高胰岛素血症等情况。

血脂异常 肥胖人群中的流离脂肪酸水平相对较高,增加三酰甘油的合成,肥胖同时降低了脂蛋白脂肪酶的活性,增加胆固醇合成。

高血压 肥胖人群体内瘦素水平比正常人群高,瘦素能激活肾交感神经,升高动脉血压,肥胖可能导致身体负荷增加,轻度肥胖收缩压升高,重度肥胖则可使舒张压升高。

阻塞性睡眠呼吸暂停综合征(obstructive sleep apnea syndrome,OSAS) 研究表明约60%老年肥胖者患有OSAS,由于胸、腹部大量脂肪堆积,使肺功能残气量降低,睡眠时肺通气不足可引起或促进呼吸暂停的发生,引起脑功能障碍、肺动脉高压、高血压、心动过缓,严重者可出现心力衰竭、呼吸衰竭,甚至猝死。

胆囊疾病 老年肥胖与胆结石形成密切关系,流行病学调查显示肥胖是胆结石发生的易患因素,肥胖增加胆结石的发生率。大部分肥胖患者血清中总胆固醇、三酰甘油等持续处于高位,很容易诱发胆结石形成。另一方面,肥胖者在减轻体重过程中,胆汁中的胆固醇饱和度进一步增高,这可能是由于组织内多余的胆固醇移出之故,因而减重也可能会加重胆囊疾病。

▶ **老年人肥胖的治疗措施**

目标是减轻多余的体重,治疗上强调以饮食、运动、行为治疗为主的综合治疗。

饮食治疗 保证各种营养素的平衡和代谢的需要。饮食结构合理搭配,尽量多些高纤维素食品。高纤维素饮食可很好地延缓和减少葡萄糖的肠道吸收,缓解和减轻胰岛素抵抗,增加胰岛素敏感性,同时降低血脂、促进减肥。

运动疗法 运动也是肥胖患者的重要治疗措施之一。长期坚持适量运动,加速脂肪分解,运动的同时胰岛素敏感性随之增高,胰岛素抵抗随之改善，有助于肥胖合并 2 型糖尿病或高脂血症患者降低血糖、纠正脂代谢紊乱，预防、延缓并发症的发生与发展。

行为治疗　纠正不良饮食习惯，少食多餐，减慢进食速度，增加咀嚼次数。男性老年人应更注重戒烟戒酒，女性老年人应更注重加强体育锻炼，防止久坐。

▶ 老年人肥胖的注意事项

避免剧烈运动　老年人的运动更应该选择一些全身性的、比较轻缓的运动，避开大幅度的、前倾后仰等激烈运动方式，避免肌肉拉伤、骨折。这里提醒老年朋友，运动时，一定要量力而行，避免腾挪跳跃等剧烈动作，多行舒缓慢节奏运动。

补充钙质　随着年龄的增长，老年人体内的钙质也在逐渐流失，缺钙会诱发骨折，所以老年人在运动期间需要补充足够的钙质，多吃一些含钙质丰富的食物，或酌情服用钙片。

稳定情绪　保持心情舒畅，不要有太多的压力。懂得稳定控制个人情绪，保持良好的心态，这对内分泌调节有利，可以助力改善肥胖。

第六章
坚持自律，遇见最好的自己

59 调饮食、慎起居，重在坚持

我们能打败肥胖吗？答案是肯定的！只要我们记住以下三点。

▶ 人体的脂肪细胞更新周期为 90～180 天

我们的细胞更新一次的周期是 90～180 天，每天都会有很多新的细胞产生，也会有很多细胞自然凋亡。脂肪是人体组织不可缺少的一部分，每天我们都在产生新的脂肪细胞来取代那些自然凋亡的脂肪细胞，我们的身体严格调控着脂肪细胞的总数量，精准且恰恰好，并不会因为运动或者蒸桑拿、按摩而迅速完全消失。所以，您需要坚持 3 个月，3 个月后就能让自己体内所有的脂肪细胞焕然一新。

▶ 身体有"记忆"，细胞也有"记忆"

身体对体形是有记忆的，在身体的脂肪细胞快速减少的时候，身体会启动保护系统，防止脂肪快速流失，降低基础代谢，降低脂肪的消耗速度，这就是很多肥胖者每天吃得少，食欲不好，却仍然瘦不到标准状态，甚至当某段时间突然多吃了一点，身体形成的脂肪就会首先堆积填补在原本减去的部位，这也就是减肥那么辛苦、再长回去却那么容易的原因。

▶ 重在坚持，让身体记住你的体形

在减到标准体重后，我们通常还需要再花 3 个月的时间巩固，让身体记住现在的体形。很多曾经使用过减肥药的人，或者通过节食瘦下来的人，在刚开始是非常困难的，并且也十分容易反弹。我们需要的是 90～180 天的减肥计划，更重要的是让身体的脂肪细胞形成记忆，体重才不容易反弹。如果你打算开始一场美丽的瘦身计划，请先给自己制定一个 90～180 天的长期减重计划。

60 肥胖，男女有别吗

"都是胖子，怎么男的看起来和女的感觉不一样？"

"观察很仔细，确实不一样。"

肥胖，男女有别，主要表现在肌肉脂肪含量、代谢、生活习惯等方面。

▶ 肌肉脂肪含量不同

女性脂肪含量天生比男性高。男性正常脂肪含量的范围为 12%～18%，肌肉含量高，女性正常脂肪含量的范围为 18%～25%，肌肉和脂肪较多。女性由基因所决定，因为女性生育需要一定量的脂肪作为保证，加上雌激素的作用，通常正常女性的体脂率为 18%～25%，而男性肌肉比例更高，基础代谢更大，那么脂肪的比例也就越小。未绝经的女性一半以上的脂肪分布在腹部，剩下的分布在大腿和臀部，而男性九成以上的脂肪分布在腹部，但腹部堆积太多脂肪易生成腹型肥胖。

▶ 代谢不同

男性和女性的基础代谢率有所区别，男性比女性高，同龄男性基础代谢

率约高于女性10%。其主要原因是在安静状态下，机体消耗能量的主要组织是瘦体重组织，而男性瘦体重比例高于女性（肌肉多于女性），所以基础代谢率高于女性。通常情况下女性每天的基础代谢量约为1 200 cal，男性约为1 600 cal。对于由于肌肉过少导致基础代谢率过低的女性，在日常进餐摄入热量时容易出现过剩现象，导致体脂增加。

▶ 生活习惯、社交不同

经常喝啤酒 很多男性都非常喜欢喝啤酒，甚至是拿啤酒当水来喝，每顿饭都需要喝一些，饮酒容易导致热量摄入过多，多余的热量会转化为脂肪储存在体内。另外，喝酒可以刺激消化液的分泌，增加食欲。同时再加上一些油腻辛辣的菜肴，使人在不知不觉中吃得过多，更容易引起肥胖。

精神压力过大 我国男性职业化程度高，心理负担重，社会压力大，研究发现，压力可以激活一种能够影响代谢和有助于摄取甜食及油腻食品的某种蛋白质基因。这种蛋白质产生于大脑，它对人体有积极作用，影响包括心脏、肌肉、肝和胰腺等器官，可增进人们的食欲，长此以往，导致肥胖。

怀孕、分娩和哺乳的女性 引起身体内激素改变，这是引起女性发胖的主要原因。另外女性长期服用避孕药也可使已婚女子发胖。

减量的体育锻炼 女性婚后为了家庭，家务劳动等琐事已经占用了大量的时间，导致运动减少，导致肥胖。

▶ 运动强度

男性的运动强度相对女性大，女性在运动方面处于劣势，无论是作为参与者还是观众，这不仅仅是女性的参与机会少所决定的，还普遍反映了她们缺乏运动兴趣。根据现有资料，在频率和参与时间方面，男性参与体育运动至少是女性的2倍。因此，相同的营养摄入情况下，女性更容易肥胖，因为男生运动可消耗很多的能量。

▶ 中医对男女生长发育的认识

《素问·上古天真论》："女子七岁，肾气盛，齿更发长。二七而天癸至，任脉通，太冲脉盛，月事以时下，故有子；三七，肾气平均，故真牙生而长极；四七，筋骨坚，发长极，身体盛壮；五七，阳明脉衰，面始焦，发始堕；六七，三阳脉衰于上，面皆焦，发始白；七七，任脉虚，太冲脉衰少，天癸竭，地道不通，故形坏而无子也。丈夫八岁，肾气实，发长齿更；二八，肾气盛，天癸至，精气溢，阴阳和，故能有子；三八，肾气平均，筋骨劲强，故真牙生而长极；四八，筋骨隆盛，肌肉满壮；五八，肾气衰，发堕齿槁；六八，阳气衰竭于上，面焦，发鬓颁白；七八，肝气衰，筋不能动；八八，天癸竭，精少，肾藏衰，则齿发去；形体皆极。肾主水，受五藏六府之精而藏之，故藏府盛，乃能泻。今五藏皆衰，筋骨解堕，天癸尽矣，故发鬓白，身体重，行步不正，而无子耳。"指出了男女在生长发育时不同阶段不同的表现。对男女而言，其物质构成同中有异。正是由于这种天癸结构的差异，才使青春期以后的男女形体向着不同的方向分化发育。女人以养阴血为主，男人以养阳气为主，这是总体原则。对于不同体质、不同证型的肥胖，中医有不同的治疗策略。

61 饭后百步走，瘦到九十九

> "小张啊，瞧你的苹果肚，刚吃了饭别坐着躺着，不利消化！走！跟叔遛弯去，饭后百步走，活到九十九，瘦到九十九！"

饭后百步走，真能瘦到九十九？这里的"百步""九十九"都是一种虚词，是说吃饭后要活动活动，才能保持"苗条"的身材，瘦到"九十九"，身体才能更加健康。

"走一走"，有讲究。我们饭后至少需要休息半小时，方能开始缓和的运动。如果饭后立即开始运动，血液需要更多地将养分供给四肢，胃肠道的血液供应相应减少，容易诱发消化不良。通常饭后1～2小时后开始步行运动较为合适。有研究显示，当步行达到中等强度的运动（步行时速为3～5 km＋步行时长为每天45分钟以上＋长期坚持），可有效减重。

究竟怎么"走"，才能真的瘦下去？需要做到以下六点。

▶ **腰杆挺直，不要驼背**

走路时的姿势非常重要，挺胸、抬头、收腹，臀部收紧，不要弓腰驼背。驼背会破坏身体的平衡感，降低走路的运动减肥效果。

▶ **后脚跟先着地**

后脚跟先着地，而不是整个脚掌同时着地。将重心放在前脚，每跨出一步，前脚需要按照后脚跟、脚心、脚尖的顺序逐一着地，这样走路时，后脚跟会自然上提，腿部的曲线就会变得紧实匀称。

▶ **迈开腿，走大步**

将走路当作一种减肥运动，就不能和平时走路、散步一样随意，应适当增加每一步的幅度，速度也要适当增加，这样才能锻炼到大腿的肌肉。步子尽量迈大，还能活动到臀部肌肉，能有效改善臀部和大腿交点的脂肪囤积，达到提臀的功效。

▶ **双臂摆动起来**

走路的时候主动、有节奏地摇摆双臂，最大幅度地让手臂与地面平行。这样不仅能增加能量的消耗，还能活动上臂和背部的肌肉，使上臂肌肉更加紧实，背部线条逐渐显现，有助修饰体型。

▶ **呼吸配合**

呼吸的节奏应该与步伐紧密配合。应主动地协调呼吸节奏和双脚步伐的节奏，根据实际情况选择两步一吸、两步一呼，三步一吸、三步一呼等方法。当运动时间逐渐加长，呼吸深度也会逐渐增加，提高氧气的吸入量。这样就能更好地消耗能量，达到减肥的效果。

▶ **增加上肢运动或者上肢负重**

在走路时增加上肢运动或者上肢负重，能明显增强运动效果，加大能量消耗。比如双手握适当重量的哑铃，一边走路，一边摆动双臂，是一种不错的选择。

62 运动前的热身不能忘记

　　还记得吗？我们刚刚开始接触体育运动的时候，体育老师会领着我们先做热身运动。但是，现在还是有很多人不热身就开始运动，殊不知不做热身运动，往往一个小的动作就可能造成运动系统的损伤，甚至一转身就扭坏了膝关节。所以，运动前热身，不能光说不"热"哦。不过，热身运动也不是动了就好，正确的动作才能达到"预热"效果，减少运动伤害的出现。

　　热身运动，又称准备运动，是某些全身活动的组合，好的热身运动可以对正式运动起到很好的帮助作用。热身运动是指在正式运动之前，用较轻的活动量，让即将运动的肌肉群先行收缩活动一番，增温，促进血液循环，并且使体内的各种系统（包括心血管系统、呼吸系统、神经肌肉系统及骨骼关

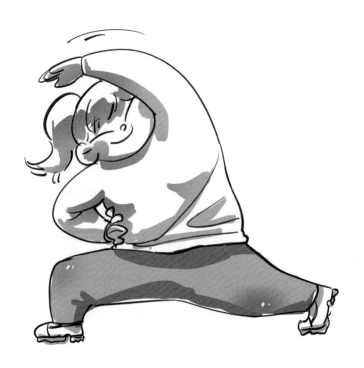

节系统等)逐渐适应即将面临的较激烈运动，减少运动伤害的发生。

▶ **热身运动的作用**

热身运动可起缓冲作用　机体从静止状态转化为运动状态需要一个适应的过程，全身肌肉处于僵硬状态，如果运动前不做四肢准备活动，特别容易引起腰关节扭伤等急性关节损伤，严重者还可能引发骨折。热身运动可以在静止状态和运动状态中起一个缓冲的作用，让你的四肢提前适应，以免受伤。

热身运动可防止肌肉酸痛　无论运动量大小，哪怕是慢走，最好都要在运动前做好热身。热身时，首先要做关节伸展动作，这样可以放松肌肉，让血液流动畅通，以免肌肉负荷骤然增加，导致运动后出现肌肉酸痛的情况。

热身运动可增加肌肉代谢　在运动锻炼前有一定强度的热身动作，可增加肌肉的代谢，升高肌肉温度，这样可以使肌肉的黏滞性下降，增加肌肉、韧带的伸展性和弹性，减少由于肌肉剧烈收缩造成的运动损伤。

热身运动可调整运动心理　运动前的热身活动，可让锻炼者的心理状态开始调整至体育运动的情景中来，同时接通各运动中枢间的神经联系，使大脑皮层进入兴奋状态，快速地投入运动。

热身运动可提高器官功能水平　良好的热身活动，可在一定程度上预先调整内脏器官的功能，使正式锻炼一开始时内脏器官的功能就可以达到较高的水平，以适应身体运动的需要，还可以减轻运动初始时内脏器官不适应带来的不适感。

▶ **热身运动时要掌握的动作要点**

热身运动以拉伸为主　主要拉伸身体各部位的肌肉，提高肌肉弹性，而不需要做一些强度过大的运动，否则身体容易感觉疲惫。

热身运动时间不宜太短　一般 1 小时的运动至少需要超过 10 分钟的热身运动。但也不能一概而论，比如经常运动的人或者年轻人可以适当减少热身时间；经常不运动的人或者受伤刚刚恢复的人都应该加长热身时间。

热身运动的内容要有针对性　在做热身运动时，当全身功能被唤醒后，可以加强运动所涉及部位的热身活动。如运动前可通过原地踏步走、抬膝来为腿部热身；如是胸部和肩部，则可做转身、举臂绕圈等。

运动前热身的标准　身体微微出汗时，便可以结束热身运动，也可用心跳次数作为热身运动结束的标准。热身运动时的心率达到最大运动心率的60%～70%即可。

▶ 热身运动推荐

开合跳　首先要把双脚打开，具体的宽度就是大于肩宽的 1.5 倍，这样是合适距离。然后在我们跳起的同时，要保证双手处于伸直状态，最后一个动作就是让双手在头顶拍一次掌。当然我们还需要重复 50～100 次，才可以让身体快速进入运动的状态。

高抬腿运动　高抬腿主要是身体向上的运动。它依然是让我们的上半身挺直，保持直线状态，然后两条腿交替着，以较快的速度抬高至水平。速度要和自己的呼吸节奏相一致。这样可以很好地凝聚腿部力量，同时容易提高髋关节，也增强了身体的韧性及下肢的力量感。

前弓步　前弓步是一个下半身的热身动作，除了能放松腿部肌肉外，还能强化股二头肌、股四头肌、臀大肌等肌群，是热身或加强肌肉力量非常有效的动作：右脚呈 90°在前，左脚向后伸直，双手置于右膝上方，停留 20 秒；左脚呈 90°在前，右脚向后伸直，双手置于左膝上方，停留 20 秒。

侧弓步　侧弓步可以放松腿部肌肉，还能强化股二头肌、股四头肌、臀大肌等肌群：左脚蹲下，右脚向右侧伸直，停留 20 秒；右脚蹲下，左脚向左侧伸直，停留 20 秒。

63 只要加大运动量，就能想吃就吃吗

有人说，减肥期间只要进行充足的运动就好了，不要管自己的嘴巴，不用控制食欲，你想吃什么就吃什么，想喝什么就喝什么，想吃多少就吃多少。这样的说法究竟对不对？

减肥期间，运动和控制饮食不可偏废，科学把控到位，减肥的速度才能最快。我们发胖，正是因为饮食中的热量没有被用完，多余的热量保存下来变成了脂肪。当我们在运动减肥期间，如果胡吃海喝，不注意控制热量，就可能变得更胖。因为运动量提高了之后，食欲也会相应提高，如果敞开了吃，最后就可能会导致体重不断上升。所以，我们在减肥期间一定得好好控制饮食中的热量，保证自己的饮食健康。

▶ 减肥期间饮食"三不要"

不要热量过高　我们要避免高热量的饮食，只有低热量食物才能帮助我们瘦下来，不给身体添负担。

不要盐分过高　避免摄入高盐食物，因为高盐食物会导致水肿，引发水肿型肥胖。此外，高盐食物还会影响身体健康。

不要营养失衡　我们需要注意保持饮食的营养均衡，以利身体健康。特别提醒，减肥期间也需要多多补充优质蛋白质、丰富维生素，饮食平衡很重要。

很多减肥人士都关心，在运动减肥期间到底该怎么吃，可以想吃什么就吃什么吗？答案当然是否定的，那么究竟选择什么样的食物方才利于减肥？

▶ 三类利于减肥的食物

低 GI 食物　低 GI 食物，就是指这种食物升糖的能力相对会比较低，升血糖的速度比较慢，血糖升高的峰值较低，下降的速度也较缓慢。这样的食物使血糖波动不至于过于激烈，有助于稳定血糖。而高 GI 的食物，是指能够快速升高血糖的食物。营养学上，升糖指数 GI 值在 70 以上的为高 GI 食物，55～70 的为中等 GI 食物，55 以下的为低 GI 食物。

食物的 GI 值越高，越容易形成脂肪。高 GI 食物由于消化快、吸收率高，导致胰岛素的分泌增加，餐后血糖在短时间内快速升高，超过人体本身所需的能量，自然而然就会转变为脂肪堆积在体内。最令人讨厌的是，高 GI 食物会让人短时间内产生饥饿感，于是又开始吃吃吃，如此反复便陷入恶性循环。长期食用高 GI 食物的人，体脂率通常都比较高。

低 GI 食物，吸收率低，葡萄糖释放缓慢，容易让血糖值维持在比较稳定的状态。在摄取了同等热量的前提下，它比 GI 偏高的食物更容易防止内脏脂肪的堆积，并且还可以带来比较明显的饱腹感。当血液里没有多余糖分残留，人就不容易发胖。一般而言，低 GI 的食物有黑米、糙米、燕麦、山药、红薯、大豆、鹰嘴豆、魔芋等，以及大多数水果和蔬菜。

适量蛋白质饮食　蛋白质是生命活动的基础营养素，充足的蛋白质也是减肥时的必要条件，如果蛋白质摄入太少，会造成营养不良。正常人每天蛋白质参考摄入量为男性 65 g，女性 55 g，减肥人士蛋白质摄入量也不是一成不变的，要根据运动的频率和强度而定，比如说，初期运动新手蛋白质摄入量如何计算呢？如果一周做 2～3 次瑜伽或者出不了太多汗的运动，建议从每天每千克体重 1～1.2 g 蛋白质摄入量开始。蛋白质的主要食物来源除了各种肉类，还有奶类、蛋类、大豆及其制品。需要控制脂肪摄入的小伙伴，也可选择脱脂奶，虽然丢失了牛奶的风味，但也少了一点热量的负担。至于蛋白质补充剂(蛋白粉、蛋白棒等)，专业人士建议当无法靠饮食来摄取足够的蛋白质时可以选择蛋白质补充剂，但不代表任何运动的人需要把蛋白粉之类的当作减肥的必需品。

表 6　常见食品蛋白质含量(每 100 g)

食　物	蛋白质含量 (g)	食　物	蛋白质含量 (g)	食　物	蛋白质含量 (g)
猪瘦肉	18	鱼	18	面　条	9
牛瘦肉	21	牛　奶	3.5	北豆腐	9
鸡　胸	20	大　米	8	素　鸡	16

高纤维饮食　高纤维饮食又称为多渣饮食，指含膳食纤维较多的饮食。减肥期间饮食每天所提供的膳食纤维 30～60 g。其作用主要包括：可与胆汁酸结合，增加粪便中胆汁酸的排出，有利于降低血清胆固醇；增加肠道蠕动，吸收水分，使粪便软化利于排出，促进排泄；产生挥发性脂肪酸，具有滑泻作用，利于祛脂肪；膳食纤维吸水膨胀，提高饱腹感，这对减肥也非

常重要。

富含膳食纤维的食品如下。

粗粮：玉米、小米、高粱、荞麦、燕麦、莜麦、细麸和各种干豆类。非精制米、面以及小米含膳食纤维 3％～5％，高粱米、玉米糙含膳食纤维 7％～8％，燕麦、荞麦、玉米面等含膳食纤维 10％～13％，绿豆中含膳食纤维在 20％以上。

蔬菜：芹菜、韭菜、白菜、油菜、豆芽菜、笋类和萝卜等。

水果：多种果干、鲜果品。

菌藻类：木耳、蘑菇、海带、紫菜等，其中紫菜、干蘑菇和黑木耳中含膳食纤维高达 20％以上，海藻类食品中也含较大量的膳食纤维。

注意事项：过量摄入膳食纤维，可能会产生腹泻，并加重胃肠胀气的症状，还会影响食物中钙、镁、铁、锌及一些维生素的吸收利用。

减肥期间，选择以上三种食物的同时，还要尽量避免以下两种食物。

▶ 减肥期间需避免的两类食物

避免高脂肪饮食　一般在吃完高糖高脂肪食物后，大脑便会受到刺激，在体内生成更多让人感觉到愉悦的化学物质，比如多巴胺，并诱导人吃掉更多此类食物，从而让人感到镇静和快乐。吃得越多，热量大大超标，身体越来越臃肿。长此以往，还会对大脑产生负面影响。

经常吃高脂肪类的食物会对身体造成如下危害。

导致代谢紊乱：美国的研究人员发现，高脂肪饮食会诱发代谢紊乱，导致糖尿病、肥胖等代谢性疾病。

导致记忆力减退：研究发现，高脂肪饮食中游离饱和脂肪酸会导致血脑屏障中的蛋白转运体数量下降，使海马体和大脑皮层缺乏葡萄糖，使人出现注意力不集中、反应迟缓等问题。

导致肝脏疾病：德国科学家研究发现，高脂肪食物中的脂质会激活免疫细胞，并迁移至肝脏，与肝组织中的细胞作用，引发一系列肝脏疾病。

导致心脏疾病：长期吃高脂肪食物，容易导致血液黏稠、血脂高，诱发血管壁粥样硬化斑块、血栓，致使管腔变窄、变细，血流滞缓，机体器官缺氧缺血等。如果每天每人膳食中脂肪供给的热量超过 1 天总热量的 30％，冠心病的患病率和死亡率会明显增高。饱和脂肪酸的摄入量与冠心病的发病率和死亡率呈正相关。

诱发癌症：高脂肪、高热量的饮食也让乳腺癌、肠癌、胃癌、食管癌等有了可乘之机。美国的研究人员发现：青春期女生喜食高脂肪饮食，会增加患乳腺癌的风险，并加速发病进程；还有研究发现，高脂肪饮食会扰乱肠道内的菌群，诱发肠癌。

避免高糖饮食　长期摄入高糖食物，身体会受到如下伤害。

导致肥胖：高糖食物的热量非常高，自然会增加体重，随之而来的还有脂肪肝、"三高"等。另外，肥胖不仅影响健康，还会改变您的外形。

加速老化：人人都爱美丽。为了使自己看起来更漂亮，生活中的许多人为此而努力。如果您想变得更美丽、更年轻，请不要贪吃甜食。研究发现，经常吃甜食容易加速细胞的衰老。所以，为了美，请少食甜。

导致骨质疏松：人体中大量的碳水化合物在新陈代谢过程中会产生许多中间产物，例如丙酮酸、乳酸等。这些物质会使人体处于酸中毒状态。为了维持酸碱平衡，人体中的基本物质钙、镁和钠会参与中和，当大量钙被中和时，体内钙开始缺失，继而就会引起骨质疏松症的发生。

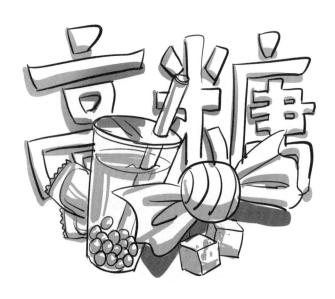

导致血糖升高：糖摄入过多会导致胰岛素功能异常，分泌更多的胰岛素。如果持续如此，将会发生胰岛素抵抗，最终导致糖尿病。

导致蛀牙：高糖食物吃得太多，还容易得蛀牙。"牙疼不是病，疼起来真要命。"去医院治疗蛀牙，既要花钱，还要受苦。如果非要吃甜食，最好吃完后立刻刷牙。

64 什么时间最适合做运动

"早上运动好！迎着朝阳，迈开双腿，沿着江边跑步，别提多舒服了。"

"那要看你的江边是否靠近马路。一般来说，早晨空气中的有害气体已经达到最高点。"

"啊……"

"晚上相对好一点，但也不一定。"

"那究竟什么时间最适合做运动呢？"

关于什么时间做运动最适合这一话题，一直众说纷纭，争议较多。也有专家做过相关研究。传统普遍意识认为，一日之计在于晨，很多人习惯把锻炼身体的时间安排在清晨，认为清晨神清气爽，空气清新，经过清晨的锻炼，可以保证一天的精神饱满。但也有研究指出，清晨是一天中空气污染最为严重的时刻，而且，清晨的锻炼运动会导致一天困倦疲累，所以清晨锻炼并不适宜。

有研究指出，锻炼的最佳时间是下午4点到晚上正常睡觉前。这段时间人体内各种器官和肌肉的温度最高，而且关节的灵活性也处在最好的状态。当人体温度升高时，人们就会产生强烈的运动欲望。而这时锻炼行动也会更加自觉、更加努力，从而收到更好的锻炼效果。这也是近些年来，越来越多的体育比赛的决赛，选择在下午或晚上进行的原因之一。另外，清晨睡眼惺忪时一点运动锻炼的欲望也没有，而且身体也比较紧，无论是锻炼身体也好，还是运动比赛也罢，人们实现目标的自信心并不强，产生的实际效果也不佳。选择下午或晚上运动，就会有一种跃跃欲试的运动锻炼心情。因此，选择下午或晚餐后锻炼是较为适宜的。

其实，无论选择早上还是晚上，坚持在同一个时间运动，才能更容易把运动变成习惯。如果你难得运动一次，更谈不上所谓的什么时候最适合了，因为突然的运动不仅对健康没有什么效果，还非常容易出现运动损伤。所以，在当今压力大、时间宝贵的时代，选择好自己最可能有条件坚持下去的时间点，养成运动习惯，才是我们要做的当务之急。

65 游泳，减肥"金牌得主"

为什么说游泳是减肥"金牌得主"呢？

我们先来认识一下游泳。游泳是一项全身性运动，有助提高心肺功能，而且能锻炼几乎所有的肌肉。尤其是坚持有规律的强化训练，几个月的工夫就能使你"脱胎换骨"。在水中，人的骨骼得到了充分放松，这对于保持挺拔的身材很有好处。对于正在长身体的青少年，经常坚持游泳锻炼还能帮助"长个儿"。水的密度和传热性能都比空气大，所以游泳消耗的能量也比其他运动要多。实验表明，在12℃的水中停留4分钟所消耗的能量，相当于在同等温度的陆地1小时所消耗的能量。可见在同等时间、强度下，水中消耗的能量要比陆地大得多。运动中所消耗的能量是靠体内的糖和脂肪来不断补充的，所以经常游泳就会逐渐减掉体内多余的脂肪。

常见的游泳姿势有自由泳、蛙泳、仰泳、蝶泳，而这几种泳姿中蛙泳和自由泳多被采用。游泳是全身运动，任何一个部位的活动都离不开全身的协调配合。表面上看，自由泳依靠划水和打腿产生推进力，实际上，躯干的作用也不能忽视。首先，躯干应保持一定的紧张度，腰部如果松软，整个人就像一摊泥一样；其次，身体的转动能够有效地发挥躯干部大肌肉群的力量，减少阻力，提高运动效果。

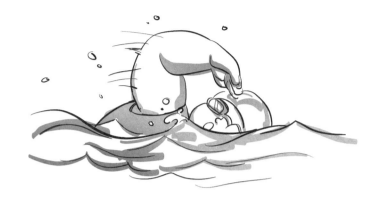

游泳虽然是一项很健康的运动方式，但游泳的注意事项很多。

▶ 游泳的注意事项

饭前饭后不能游泳　空腹游泳会影响食欲和消化功能，也会在游泳中发生头昏乏力等意外情况；饱腹游泳亦会影响消化功能，还会产生胃痉挛，甚至呕吐、腹痛现象。

忌剧烈运动后游泳　剧烈运动后马上游泳，会使心脏负担加重；体温的急剧下降，会使抵抗力减弱，引起感冒、咽喉炎等。

忌月经期游泳　月经期间游泳，病菌易进入子宫、输卵管等处，引起感染，导致月经不调、经量过多、经期延长。

下水前必须做充分的准备活动　水温通常比体温低，不做准备活动直接下水容易导致身体不适感。

忌游时过久　游泳持续时间一般不应超过 1.5～2 小时。

忌酒后游泳　酒后游泳，体内储备的葡萄糖会大量消耗，从而引起低血糖。

某些疾病患者忌游泳　如癫痫史、高血压患者忌游泳，特别是顽固性的高血压患者忌游泳。心脏病患者忌游泳，如先天性心脏病、严重冠心病、风湿性瓣膜病、较严重心律失常等。其他不宜游泳者，如中耳炎、急性眼结膜炎、各种类型的癣、过敏性的皮肤病患者等。

66 跑步或走路，如何减肥更科学

老张刚吃过晚饭，手机铃声便响了起来，"老张，吃过了吧？咱们慢跑五人组，老地方，不见不散哦！"

"好嘞，我刚吃好，这就出来！先走走，热热身，目标 5 km！"

跑步和走路是大多数减肥人士首选减肥方法，如何在跑步中加速燃脂，跑得尽兴的同时还能瘦得快人一步？

▶ 跑步减肥加速燃脂小法则

10 分钟法则　跑前跑后的热身和拉伸，相当重要，但是切记热身和拉伸动作不要少于 10 分钟，这样才可避免我们在跑步中受伤，帮助肌肉恢复，缓解疲劳。

变速法则　跑步一成不变会使大多数人感到枯燥乏味，从而无法坚持，可以试试变化跑速，这样能够提升减脂效率，还可试试每次快跑 20 秒或 30 秒，然后再慢跑 1 分钟左右，如此循环进行。

步幅法则　步幅指的是同一只脚两次连续着地之间的距离，跑步的时候并不是迈的步子越大越好。如果步幅太大，会导致脚的着地点在身体重心的前面，着地的时候就会产生向后的力，有点像刹车，能量效率就会很差。想要燃脂效率最高，步幅尽量保持在 130 cm 左右。

跑步时间法则　跑步是耐力运动，需要坚持。注意好跑步时间，建议 1 周至少跑 3～5 次，每次至少达到 30 分钟，会让减脂更持久更有效。

摆臂法则　跑步的摆臂过程中，手指、手腕和手臂都应该保持放松，肘关节弯曲 90°左右，靠近身体两侧。手的上下摆动不要高于胸部，左右摆动不要超过身体正中线。

最佳跑步时间点法则　适宜跑步的时间是傍晚的 5～7 点，这时空气中的含氧量大，做有氧运动最为适宜，能够帮助我们加速燃脂。

燃脂心率法则　心率与减脂息息相关，有氧运动中，将心率控制在最大心率的 60%～75%，燃脂效果最好；运动过程中心率过低，则达不到燃脂的效果（最大心率的计算公式：男性＝220－年龄；女性＝226－年龄）。

结合无氧训练法则　跑步之余搭配无氧运动，会让你的减肥之路更加顺畅。无氧运动主要动用糖原供能，若是跑前做 20 分钟的力量训练，就可以消耗糖原，在跑步的时候早早开始分解脂肪。

上下坡法则　日常跑步除了平地之外，偶尔也可以试试上下坡跑。跑上坡时，缩小步幅，加大双手的摆动幅度，身体略往前倾；跑下坡时，脚着地保持弯曲，身体角度比跑上坡时稍微直立一些。上下坡跑步时掌握这些小技巧，能帮助你"燃烧"更多的热量。

　　"不行了不行了，跑不动了，我要休息休息。"老张刚跑了 2 km，就没力气了。

　　"老张别停下来，走一走、缓一缓再跑，我们下一圈来接你。"老李充满了干劲，似乎不减掉几千克的赘肉不会罢休。

老李让老张走一走是有道理的。走路也是一项有氧运动，想要通过走路减肥，有不少的要领。

▶ **走路减肥的要领**

走路减肥的有效速度　我们几乎每天无时无刻都会走路，站起来去倒杯水、上个洗手间、和朋友一起逛街等，这些走走停停的走路方式对减肥没有太多帮助。若把走路当作运动，那就要选择一段时间持续走路，不干任何其他事情，集中精力完成走路。走路时以中速为主，约 10 分钟走 1 000 步，并保持匀速前进。

走路减肥的有效步伐　在走路时尽可能迈大步、手臂摆幅度也加大，这样能最大程度活动开身体每个部位，包括腰腹部也能得到锻炼。迈大步是为了拉伸到大腿肌肉，小步对大腿脂肪刺激非常有限；若想放慢速度走路，那就要延长走路时间，不论是快走30分钟，还是慢走60分钟，每天走路的距离不能减少。每天给自己设定一段距离，应根据个人运动水平而定，量力而为。

走路减肥的有效时长 为了提高减肥效率，调动更多脂肪供能，最好每次走路能坚持45分钟以上。平时我们会说参与有氧运动不能低于30分钟，但由于走路的运动强度比较有限，所以在时间要求上最好能控制在45～60分钟，当然也可以更久一点，但不能超过120分钟，否则会出现身体疼痛等不适状况。

67 跳绳会让小腿变粗吗

"老张，你看我新买的绳好看吗？我昨天看到一个节目，专家说跳绳能减肥，高效燃脂。"老王满意地看着新买的绳，似乎有了它，立刻就能减掉一斤脂肪。

"不是说跳绳会让小腿变粗吗？会不会越减越肥啊？"老张看着色彩鲜艳的绳子说。

"这个问题我也答不上来，所以我老婆让我先试试，如果不变粗，她再和我一起跳绳减肥。"老王笑着说。

有研究显示，每分钟跳140次左右，坚持10分钟，运动效果就相当于慢跑半小时，所以跳绳不但可以减肥瘦身，还可以锻炼心肺功能，一举多得。很多爱美女士担心跳绳会让小腿肌肉过于发达，视觉上不美观，心情可以理解，但这其实是错误的。刚开始运动时，你的腿部肌肉也许会水肿，故而视觉上好像变粗了，或者不正确的跳绳可能会导致大腿变粗，而正确的跳绳能有效地降低体脂率，会让大腿曲线更加分明，并不会使大腿变粗。此外，只要在跳绳结束后，做做拉伸动作，使肌肉分布均匀，这样视觉上腿部线条就会变得修长，曲线优美。所以，大胆跳绳吧。

如何科学地跳绳，跳完了还能瘦小腿，跳出曲线？

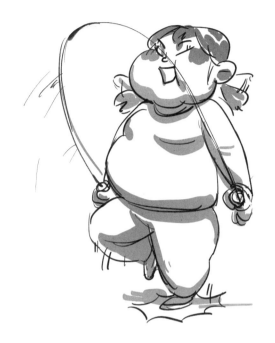

▶ **科学跳绳的六点技巧**

跳绳长短要合适　以双手握绳保持在肩部偏下一点的位置，长短即可。

不要全脚掌落地　应该用前脚掌起跳和落地，以缓解冲力，减少对软组织的损伤，避免踝骨的震动与伤害。

不要在水泥地上跳绳　可选择软硬适中的草坪、木质地板或泥土场地，也可以在水泥地上铺一块毯子或塑胶，以减少对关节和大脑的冲击力。

身体较重者的注意事项　身体较重者，应采取双脚起落，不要单脚跳，否则容易损伤膝盖和踝关节；要尽量选择双脚同时落地或跑步跳的方式，且跳绳时间不宜过长，跳 2～3 分钟就要休息一下。

过度肥胖不宜跳绳　因为体重过重会对腿部关节造成过大的压力，导致运动损伤，所以如你的体重指数超过 $30\ \mathrm{kg/m^2}$，最好不要选择跳绳运动，可以改用其他比较缓和的减肥方法。

跳绳者应穿质地软、重量轻的高帮鞋　避免脚踝受伤。

跳绳结束后，还可以做一些拉伸动作，以助更快瘦腿，获得优美的曲线。

▶ 拉伸腿部的三个步骤

腓肠肌拉伸 可寻找一个斜面，脚跟低于脚尖，即脚尖上翘即可，拉伸30秒以上，做3组。

大腿前侧拉伸 即小腿向身体后侧屈曲，手掌握住脚背，感受大腿前侧肌肉的拉伸即可，每次坚持30秒，做3组以上。

拉伸膝盖后侧的韧带 两脚前后分开，前脚脚尖朝上，弯腰后双手可抚于脚尖上，后腿可以稍弯，用腹部贴近大腿，感受膝盖后方韧带的拉伸，每次30秒，做3组即可。

68 仰卧起坐能快速瘦肚子吗

"老张，我老婆每次看到我的'大西瓜'就让我做仰卧起坐，说是能让我的肚子小一点，但是真的太累了！"老王抱怨道。

"老王，咱哥俩同病相怜啊！我老婆逼着我做仰卧起坐，每天20个，1个月了，也不见瘦一点啊！"老张撩起了自己的衣服，指了指自己的大肚囊。

仰卧起坐作为一项常见的健身运动，因其使用腹部发力，常被认为可以迅速瘦肚子。真相是它只能使我们的腹部线条变得紧致，要想迅速消除腹部赘肉，还应结合较高强度的有氧运动，帮助脂肪迅速燃烧。仰卧起坐，好处多多，不仅能增加腹部肌肉力量，增强核心肌群力量，还有利于促进肠胃的蠕动，预防便秘，改善腹部血液循环等。然而，仰卧起坐虽然很好，也要注意正确的进行，避免伤到颈椎和腰椎。

下面我们来学习一下仰卧起坐的要领吧。

做仰卧起坐前，要先做热身运动，这样可以避免肌肉拉伤。然后将双手虚放在双耳的侧面，起身时，双手向膝盖移动。最后持身体弯曲2~3秒，然后缓缓回到起始位置，配合吸气。

做完热身运动以后，平躺在垫子上，双腿屈膝，小腿与地面形成 45°角，脚底平稳踩住地面。然后，将双手虚放在双耳的侧面，起身时，双手向膝盖移动。

颈部和肩部放松，头挺直，下巴与胸部分离，腹部肌肉用力，双肩缓缓抬离地面，并配合呼吸。保持身体弯曲 2～3 秒，然后缓缓回到起始位置，配合吸气。如此反复几组即可。

69 呼啦圈助我找回小蛮腰

"老张，最近呼啦圈挺流行的，我老婆也买了个很大的呼啦圈，天天转着玩，你说这能把腰转细吗？"老王略带疑惑，看着好朋友。

"我老婆也是，不知道听了谁的话，跟着买了一个。前两天转着转着，还闪了腰，现在还躺着呢！"老张满腹苦水，摇头抱怨道。

都说呼啦圈能转出小蛮腰，这是真的吗？答案是：科学地转呼啦圈，能帮助我们找回小蛮腰。准确地说，它的辅助瘦身效果特别好，但如果真的特别胖，脂肪太多，只靠呼啦圈，运动量肯定不够，瘦身效果不会明显。

呼啦圈，怎么转才科学？

动作要领：双脚自然分开，与肩同宽，上半身尽量保持不动，匀速扭动臀部及髋关节，熟悉好这两个动作后，呼啦圈就可以开始正式转起来了。

延长运动时间，保持连续性。每天坚持 45～60 分钟，以心率为 140～150 次/分钟为佳。一般连续转呼啦圈 10 分钟就可以消耗 100 cal。身体微微发热后才可结束。

做完后，进行局部的针对性运动。如普拉提或瑜伽等，放松、拉伸腰部和腹部的肌肉，以免乳酸在局部蓄积过多，引发疼痛。

此外，做完上述运动后还可以做无氧运动，如腹横肌、腹直肌、腹外侧肌、腹斜肌的增肌运动，以增强局部的肌肉含量，增加静息代谢率。适当多饮水，提高体内的新陈代谢速度，最终实现减肥瘦腰的目标。

70 深蹲能练出翘臀吗

深蹲是一个公认的健身减脂黄金动作,它可以锻炼臀腿肌群,同时带动腰腹肌群,一次标准的深蹲,可以训练到全身 200 多块肌肉。对于想要瘦身、练出翘臀的人来说,深蹲也是一个必练的黄金动作。那么,一个人长期坚持徒手深蹲训练,就可以练出翘臀吗?真相是:很难!翘臀的"雕刻"需要两个条件,第一是科学的臀部训练,第二是体脂率要足够低。

首先,什么才是科学的臀部训练?

对于新手来说,徒手深蹲也能达到锻炼的目的,每次进行 20 次,重复 5 组,隔天训练 1 次可以强化臀腿肌群,提高下肢力量,心跳也会加速,下肢血液循环会加快。如果第二天感觉到臀腿肌群酸痛,则需要休息一两天,减轻酸痛感,这说明肌肉受到了外力的刺激而撕裂,正在重组。但是,当我们坚持 2 个月后,深蹲训练越来越熟练,肌肉酸痛感也慢慢减轻了,这时一次性可以完成 40~50 个深蹲动作,呼吸也越来越顺畅,相比于没有健身训练之前,臀型会有所改善。不过,此时的徒手深蹲训练,会让臀肌的发展进入停滞状态。

想要臀肌继续发展,我们需要提高训练难度,进行负重训练或者加入其他动作练臀,比如负重深蹲,或者加入弓步蹲、深蹲跳跃、单腿深蹲、臀推等动作,或者以负重深蹲、硬拉、负重箭步蹲等训练,来更大地刺激臀部肌群。全方位地刺激臀部肌群,才能让臀部变得饱满浑圆。对于臀部两侧凹陷的人来说,我们还需要加入跪姿侧抬腿等动作来全方位雕刻臀肌,这样臀型才能逐渐饱满浑圆起来。

其次,体脂率也会影响翘臀的训练。

当我们的体脂率超过 20% 的时候,多余的脂肪赘肉就会让臀型显得肥胖,这个时候单纯的臀部训练完全不够。我们还需要加入有氧运动来减脂,控制热量摄入,这样才能减掉多余的赘肉。体脂率下降到 20% 以下,结合科学的臀部训练,好看的翘臀才能练出来。

71 平板支撑使用指南

　　双臂肘部撑地，面朝地面，身体成一条直线，双脚脚尖着地，记住：保持身体始终成一条直线，往内收骨盆，收紧臀部肌肉群，正常呼吸（不憋气）。

　　当然，如果你是新手，可以双膝着地。

　　平板支撑是一种训练腹部核心的运动，它能增加肌肉的张力而不改变肌肉的长度（即让腹肌更有力量，又不至于鼓起来），可以训练腹部、肩膀、背部等部位，非常有利于减脂。在进行平板支撑锻炼时，人体应呈俯卧姿势，双肘弯曲支撑在地面上，肩膀和肘关节垂直于地面，用脚趾和前臂支撑身体，身体离开地面，躯干伸直，头部、肩部、胯部和踝部保持在同一平面，腹肌收紧，盆底肌收紧，脊椎延长，眼睛看向地面，保持呼吸均匀。

▶ 平板支撑对于身体的好处

　　提高腹部核心力量，增强人体的运动能力。平板支撑锻炼腹肌的力量和腹肌的能力，能够增强腹内侧肌、腹外侧肌、腹横肌等。

　　能够帮助人体改善姿势，提高气质，可以纠正走路、坐姿、睡姿不正确而导致骨骼出现的变形、弯曲等变化。

　　提高人体的新陈代谢率。平板支撑是一种强而有效的有氧运动，有助于提高人体的基础代谢水平，增加热量的消耗，长期坚持平板支撑可以有效减肥，并且平板支撑对核心肌群的锻炼使身体线条变得更加匀称，使视觉上的减肥效果非常明显。

　　能够给身体带来更加灵活、和谐的运动能力。

▶ 平板支撑的注意事项

　　平板支撑锻炼需要一个比较合适的平板，不能太硬也不能太软。

肩膀在肘部上方，保持腹肌的持续收缩发力。

平板支撑看起来简单，但是对于全身肌肉，特别是手腕、手臂、肩部、腰部的骨骼和肌肉都有一定的要求。

▶ 以下人群应谨慎进行平板支撑锻炼

手肘部腱鞘炎、肩袖损伤、有肩关节脱位病史等人群，若这些部位近期有劳损，疼痛感明显，最好不要进行这项运动。

腰椎间盘突出或腰肌劳损的人群建议咨询专科医师后再考虑尝试平板支撑。

严重脊柱侧弯、急性腰椎间盘突出以及骨质疏松的人群，由于骨骼和肌肉不达标，不建议做平板支撑。但是，平板支撑对于轻微的脊柱侧弯有矫正作用，在腰椎间盘突出的后期也可作为恢复性锻炼进行。

不建议45岁以上的中老年人做平板支撑，但是曾坚持长期运动、身体素质过硬的人则没问题。总之，不同的群体、不同的个体均应量力而行。

该运动会对血管造成压力，对于患有心血管疾病者，也不建议进行。

平板支撑对腰腹部肌肉运动量较大，因此不建议孕妇进行。不过，产后42天以上的产妇可进行平板支撑，对盆底肌恢复、防止子宫脱垂有好处。

72 运动结束记得拉伸放松

"老张啊，我今天全身肌肉酸痛得厉害，特别是小腿，是不是昨天跑得太多了？你的小腿酸不酸痛啊？"老王捏了捏自己的小腿，望着老张。

"昨天就慢跑了3 km，不算多吧，昨天叫你跟我们一起拉伸放松，你要着急回家洗澡，这下酸爽了吧？我做了，这会儿很舒服，不酸痛。"老张在一旁热身，同时笑着说："不听话吧，吃亏了吧！"

不少人都听说过运动后要拉伸，但是也有人不以为然，觉得拉伸不重

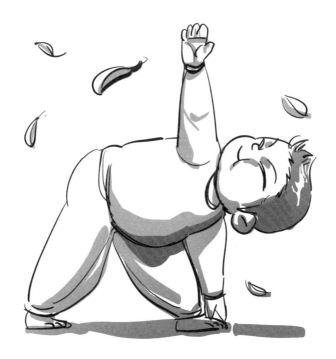

要，所以结束之后就直接去洗热水澡，他们也许不知道，就是这看似不起眼的小动作，却会给身体带来很大的影响。下面我们就一起来看看拉伸的作用，不拉伸放松会怎么样？如何科学地拉伸放松？

▶ 拉伸放松大有益处

拉伸可以拉长肌肉并放松　人的肌肉纤维是由粗细不同的肌丝组成的，当肌肉收缩时，它们就会聚在一起相互重叠，但当我们拉伸时，肌肉就会被拉长并放松，肌丝重叠的区域就会随之减少。当肌肉被拉伸到极限的时候，周围的结缔组织就会开始承担负荷，使一些紧张紊乱的肌纤维恢复正常，防止肌肉僵化，美化肌肉线条。简而言之，正确的拉伸动作能防止乳酸堆积，大幅缩短运动后肌肉酸痛的时间，因为你已经提前帮助肌肉恢复了。更重要的是，长期坚持拉伸能够提升身体的柔韧性，让身体变得更加灵活，降低日后运动中受伤的风险，提高运动表现。

拉伸放松能稳定心率　在刚结束运动的前几分钟，心率会在一定时间内急速下降，你的身体素质和肌肉构成决定了这段时间的长短。心脏需要这段冷静的时间返回它正常的工作状态。而拉伸运动是一种完美的缓冲方式，配合呼吸可以让心率迅速恢复至正常，减少因剧烈运动而产生猝死的风险。

促进血液循环　虽然在运动时，心脏的快速跳动会加速血液流动，但是从长期来看，拉伸运动才是改善血液循环的关键因素。简单的伸展放松就可以让血液更自由地循环供应，将营养的氧气输送到全身，并为目标肌肉提供营养，促进肌肉增长。

▶ 不做拉伸放松的常见危害

增大受伤概率　大家在进行完高强度的训练之后，肌肉会处于一种紧绷的状态，我们就需要利用拉伸来放松紧绷的肌肉，如果不进行拉伸，那么肌肉便会处于持续发力的状态，这种情况下很容易引起抽筋，甚至是肌肉损伤，对身体的损害非常大，因此在运动后一定要做拉伸运动来避免这些情况的发生。

肌肉变硬，柔韧性变差　拉伸的一个好处就是能够在运动后使得肌肉柔韧性变得更好，而不拉伸则会使肌肉变得僵硬，尽管有些人喜欢这样的肌肉感，但是没有柔韧性的肌肉却是不行的，因此运动之后一定要拉伸。

加剧肌肉疼痛感　运动后第二天身体感到大面积疼痛或酸痛，是许多人都有的反应，这可能就是由于前一天运动完之后没有进行拉伸，使得肌肉形成充血的状态，因此这也要求我们一定要进行拉伸运动，来使得血液正常流通，这样就可以减少酸痛感。

▶ 科学拉伸放松三步走

压腿　相信每次练腿都是很多人的噩梦，确实练腿后会对我们的生活带来非常大的不便，我们无法正常走路、正常起身。但是如果在练腿或者跑步后压一下腿就能很大程度的缓解，我们可以坐在地上，一条腿弯曲，另一条腿伸直，双手扶住伸直那条腿的脚，身体下压，然后坚持 20 秒左右换另一条腿。

俯身压肩　我们在进行上肢力量训练时，很多动作都会依靠肩膀发力，所以说肩膀的拉伸也是非常重要的。同时,对于经常坐在电脑前的朋友来说,每天压一下肩膀也会让你感到非常的舒服。我们靠在墙前,双手扶墙,双腿伸直,保持腰背挺直。俯身向下压感受肩膀肌肉的拉伸,这个动作坚持30秒左右。

躯干拉伸　相信很多人在健身完成后感到腰酸背痛,尤其是在练完背部肌肉,那种酸爽真是无法言语。这时我们就需要拉伸一下我们的躯干。这个动作,我们采用坐姿或者站姿都可以。保持上半身直立,一条手臂弯曲放在颈后,另一只手作为辅助向下压。你的背部会感到非常舒服,这个动作坚持约40秒,然后换另一只手。

73 朋友聚会,我在减肥应该怎么办

正在减肥的你,是否碰到过难以回绝的聚餐？碰到这类"减肥路上的绊脚石",我们该怎么办呢？怎样才能做到减肥、聚餐两不误？

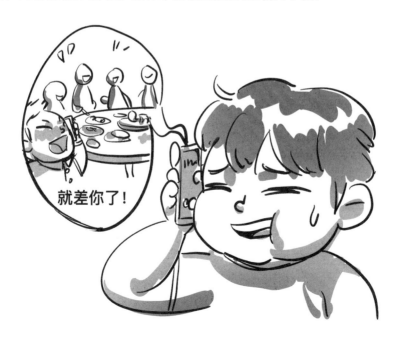

首先，餐前不要饿肚子，很多人有一个习惯，知道自己接下来会有一顿大餐，就会饿自己半天，然后在聚餐时敞开肚子享受美食，其实这样不仅对身体有害，还和你的减肥目的背道而驰。饿着肚子去吃大餐，这样当身体开始接受餐食的大量热量后，会快速转化成脂肪储存在身体中，而且这种脂肪不容易被燃烧。建议在聚餐前多喝水或者吃些健康、低热量的食物把肚子垫个半饱。饱食信号是由人体下丘脑调控的，这样您就餐时，面对美味，肚子有限，自然可以少吃一些。另外餐前喝水也会提高饱腹感，这样我们就可以少吃一点食物，少摄入一些热量。

其次，聚餐时应多吃素菜少吃肉，如果可以点菜时尽量选择凉拌、清蒸、水煮、炖等低热量烹调的菜肴。或者选择热量低的食物吃，比如，餐前喝些清汤，吃些素菜和水果，鱼虾、海鲜、鸡鸭适量，牛羊肉等红肉尽量少吃。吃鸡鸭时记得去皮，尽量不吃猪肉，少吃肉馅类菜肴及油多的菜。主食最好选择芋头、红薯、玉米等粗粮。吃到七成饱时就别再吃了。还有一条，聚餐时记得细嚼慢咽，每一口食物都要细细咀嚼，品尝厨师的好手艺，这样你就不太会吃太多了，当饱腹感来临时你自觉放下筷子，说不定此时您才七分饱。

再次，聚餐后可以选择"轻断食"，聚餐之后第二天早上称一下体重，是否比前3天的平均值增加了，如果没有增加，说明聚餐控制很成功，如果体重飙升，赶快运动。第二天，一定要"轻断食"，回想聚餐时你都吃了些什么，哪类食物吃多了，第二天相应少吃：肉吃多了，就少吃肉；主食吃多了，就少吃主食；水果吃多了，就少吃水果。这样坚持"轻断食"，直到体重恢复原状，再继续正常的饮食和运动。

74 如何防止"越减越肥"

说起"减肥"，很多朋友都是"既爱又恨"，尤其是到了夏天，小伙伴们一翻衣柜，却发现新衣还是去年买的新衣，腰身却已不似去年，决心如火山爆

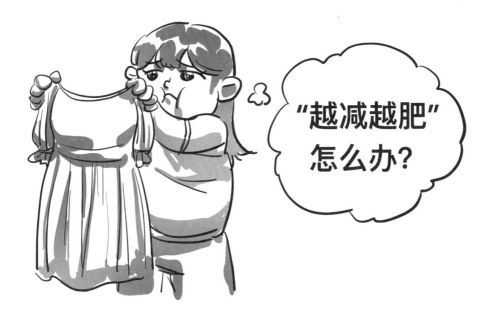

发：减肥！

　　为此牺牲了无数的奶茶饭局，为此纠结于美食前，吃还是不吃？忍了、戒了！决心如磐，可为什么减肥事业还是长期不见成效呢？其实，减肥大计，既简也繁，这不仅是身体的"涅槃"，也是心理的博弈。首先让我们思考几个问题。

▶ 为什么要减肥

　　在规划减肥大计之前，我们不妨问问自己，减肥的目的是什么？在"以瘦为美"的大背景下，很多人的减肥目的其实只是人云亦云。

　　作为一种对肥胖的积极应对方式，减肥不仅有助于控制体重、塑造身形，也有助于降低患上多种慢性疾病的概率，但如果一味追求更轻的体重，甚至为了在朋友圈"晒晒体重"，采取某些激进的减肥方法，反而会对健康产生危害，实属得不偿失。所以，首先我们要认清楚、想明白减肥的目的，不是所有人都适合减肥，生活中有些人是要增肌、增重的。您若想减肥，切记从个人与实际情况出发，给自己一个合理的减肥理由。

▶ 做好减肥的心理准备了吗

当我们完成自身的评估,决定减肥之后,不妨再问问自己,做好减肥的心理准备了吗? 减肥对于大多数人来说,着实不是一件小事。或者说,减肥不仅仅是一句口号,偶尔少吃一顿饭,少喝几杯奶茶,那可算不上减肥。

减肥首先需要因地、因时制宜。在如今快节奏的生活当中,想持之以恒减肥并不容易,即使已经制定好了计划,也经常会因为学习、工作错过了锻炼;有时忙碌了一天,回到家只想躺在沙发上,而后就像是被沙发吸进了黑洞、生了根,再也不想动弹了。您若想减肥,就需要说服自己,再难也要坚持,再懒也要站起来,给自己"找个不痛快",那才能滴水穿石。可要记住,心理建设是减肥前的重要步骤和热身准备,不然您一定会三天打鱼两天晒网,您的减肥事业就不太可能可持续:减肥,你做好"吃苦"的准备了吗?

▶ 有减肥计划吗

万事俱备,需借东风。有了目标,也有了信心,接下去就需要制定一个靠谱的减肥计划,切记要把计划和日常生活工作相结合,不然就算每天踌躇满志、表上排得满满当当,身为"996"、财务不自由的"打工人",事到档口往往也只能无奈神伤。

减肥必修课是科学地安排饮食和运动的关系,"管住嘴,迈开腿",我们继续向下看。

规划热量,进退有度　要想减肥,控制好"吃"是最重要的,且没有之一。如何吃,没有"神秘配方",也没有固定菜单,具体的菜单需要自己慢慢摸索,并且够持之以恒。

蛋白质、碳水化合物和脂肪是人体所需三大营养要素。1 g 蛋白质或者 1 g 碳水化合物可以产生 4 kcal 的热量,1 g 脂肪可以产生 9 kcal 的热量。举例来说,半个汉堡是 200 kcal,6 块饼干是 200 kcal,而近 1.5 kg 芹菜、0.5 kg 哈密瓜也是 200 kcal。想要减肥,自然是要尽量少吃高热量的食物,而多吃低热量的蔬菜、水果类食物。

每个人每天对热量的需求与体重有关,也与活动量有关。比如,一个体重 70 kg 的人,中度活动量,每天所需热量约为 30 kcal/kg×70 kg=2 100 kcal。

想减肥，就必须每天饮食少于 2 100 kcal，或者增加活动量（运动量），才有可能打破每天摄入与消耗之间的热量平衡，通俗来说，按照女生每天摄入热量1 200～1 500 kcal，男生每天摄入热量 1 500～1 800 kcal 来制定饮食计划，就可以做到有效减肥，至于三餐的热量分布，可以按照早餐 1/5，午餐、晚餐各2/5 来分配。切忌为了减肥不吃早饭，也不能因为饿坏了而大吃特吃晚餐。

每天饮食摄入控制得越严格，减重效果就越明显。每天少吃 500 kcal，每周大约可以减 0.5 kg，每天少吃 1 000 kcal，每周就可以减 1 kg。但过于严格地控制每天摄入量，会带来许多副作用，轻则如虚弱、便秘、恶心、腹泻，重则会出现严重脱水、蛋白质缺乏、电解质紊乱、胆石症发作等，严重影响身体健康。目前，普遍采用低热量饮食（每天摄入 800～1 500 kcal）或者均衡饮食（每天摄入大于 1 500 kcal，但依然比每天热量需求少 500～1 000 kcal），达到健康合理地长期控制体重的目的。

同时，在减肥的过程中，记得每天称体重并做好记录，但是也不要过于纠结于每天轻微的体重变化，减肥还得"放长线、钓大鱼"，太过关心只会徒增焦虑，建议以周平均体重为观察指标，衡量自己的减重效果，只要方法正确，相信自己，就一定能行。

合理饮食，增加运动　饮食控制是减轻体重的一个方面，另外，当然还需要合理的运动。从维持健康的角度，美国运动医学会建议每天以中等强度持续运动 30～60 分钟，每次活动耗能保持 300 kcal 左右。有许多资料都会将运动的 METS（一种运动强度的值，以安静、坐位时的能量消耗为基础，表达各种活动时相对能量代谢水平的常用指标）表示出来，有 METS 即可算出能量消耗值。举例来说，跑步或走路 1 600 m 约可消耗 100 kcal，如在15 分钟内快走 2 000 m，那么 1 小时可走 8 km，以此强度运动 1 小时会消耗480 kcal 能量，平均每分钟消耗 8 kcal。由此，我们可以根据自身的长处和需要消耗的能量情况，选择适宜的锻炼方式，不论是游泳、慢跑、快走还是健身操，都可以消耗热量，您可以自由选择。

目前，也流行一种名为高强度间歇性训练（HIIT）的锻炼方式，特点是高强度＋短间歇＋多间歇，达到较为持久的燃脂减重效果，有学者通过运动对比实验，发现进行 HIIT 的实验组在改善体脂率等方面，相比有氧运动等传统运动方法，具有一定优势。

坚持习惯，不能放弃　减肥久了，懈怠的情绪难以避免，尤其是看到朋友圈的"深夜放毒"，简直馋到难以自制，偶尔有朋友约饭局，好像总也不好推脱，但是减肥当前，乖乖闭上嘴巴，才是正确的答案。

生活中小陷阱无处不在。很多不起眼的小零食，往往也让我们前功尽弃，比如每 100 g 薯片，含有 550 kcal 热量，一杯 600 mL 奶茶，含有超过 400 kcal 热量（不加奶盖），而网红"脏脏包"，一个也有约 450 kcal 的热量，换算成跑步的话，直接让人跑到大汗淋漓、气喘吁吁，才能置换掉；至于"下馆子"，那就更加不敢想了，一顿"拍拍肚子"的自助餐，可能事后回想起来，就该拍着大腿、跺双脚，悔不当初。也经常会有朋友为了减肥（或因为懒）而错过了早餐，自以为能够赢在起跑线上，但长期这样会对健康产生十分不利的影响，糖尿病、结石、胃炎、心血管疾病可能接踵而至，得不偿失。

减肥持续一段时间之后，往往都会遭遇一段停滞不减的时期，这就是"减肥平台期"。许多人的减肥梦，至此折戟沉沙，看到体重不再显著降低，怀疑是方法出了问题，甚至在耐性消磨之后，放弃了继续减肥的念头。其实，平台期并不意味着减肥过程的停滞，只是机体对于崭新代谢习惯的适应过程，这时候，可以试着在饮食和运动方式上做点调整。只要熬过了平台期，体重秤上，您又会交出令人惊艳、自己偷偷想嗨的满意成绩。

参 考 文 献

[1] 中华医学会内分泌学分会肥胖学组. 中国成人肥胖症防治专家共识 [J]. 中华内分泌代谢杂志,2011(9):711-717.

[2] 中华人民共和国卫生部疾病控制司. 中国成人超重和肥胖症预防控制指南(试行)[M]. 北京:人民卫生出版社,2003.

[3] 肖志刚,张秀玲,马成业. 浅述食用脂肪的分类和合理用量[J]. 食品研究与开发,2004(5):12-14.

[4] 王陇德,陈伟. 营养与疾病预防:医学减重管理手册[M]. 北京:人民卫生出版社,2021.

[5] 杨月欣,葛可佑. 中国营养科学全书[M]. 2版. 北京:人民卫生出版社,2019.

[6] 中国疾病预防控制中心,国家卫生标准委员会学校卫生标准专业委员会. 学校卫生标准实用指南[M]. 北京:中国标准出版社,2019.

[7] 贺媛,曾强,赵小兰. 中国成人肥胖、中心性肥胖与高血压和糖尿病的相关性研究[J]. 解放军医学杂志,2015,40(10):803-808.

[8] 汪煜. 超重、肥胖和2型糖尿病与心脑血管疾病的关系:基于瑞典全国双生子人群的研究[D]. 天津:天津医科大学,2019.

[9] 姜蔚. 肥胖促进肿瘤发生发展的相关机制研究进展[J]. 中国慢性病预防与控制,2020,28(2):154-158.

［10］李文雅,刘旭东,孙雷,等. 肥胖与肿瘤相关分子机制研究进展［J］. 实用肿瘤杂志,2017,32(5)：470－473.

［11］曹达龙,叶定伟. 超重和肥胖与癌症发生预后关系的研究进展［J］. 肿瘤,2017,37(12)：1344－1348.

［12］中国疾控中心营养与食品安全研究所. 中国食物成分表［M］. 北京：北京大学医学出版社,2004.

［13］王琦. 中医体质学［M］. 北京：中国中医药出版社,2021.

后　记

七八月的烈日正毒，走在空气中，也仿佛要被热浪窒息一般。我们的书稿，也正值此时收官。天气的热，并不能抵消和磨灭我们内心的火热和赤诚，更丝毫不影响我们心头时时掠过的温情，此时却更像丝丝凉雾，滋润心田。

感谢上海市浦东新区科技和经济委员会，正因得到上级部门的项目支持，我们的思路才得以跃然呈现于纸上，并走向出版问世；感谢参与本书编写的所有同仁，是大家的辛勤付出，使我们有了今天的硕果；感谢上海中医药大学原校长陈凯先院士，在百忙中抽出宝贵的时间为本书作序；感谢同济大学程国政教授对本书精心润色，在情节、构图等各方面推敲把关，使我们的小书更添风采；感谢同济大学罗希佳小画家为本书提供画风清雅、画面超萌的漫画插图；感谢上海市浦东新区卫生和健康委员会、上海市浦东新区浦南医院领导及对我们予以关心、爱护、支持和帮助的所有人！

图书编写的过程是漫长而曲折的，从开始的主题选择，到一个一个小故事、小问题的遴选，所有的参与者都倾注了极大的精力。因为平日里，我们每个人都有繁重的工作，只有利用有限的业余时间，持之以恒、一点一滴地往前推进。数年下来，个中艰辛历者自知，难与外人道也，但努力的成果变成了精致的图书，几近囊括了所有关于肥胖的话题和"治未病"的场景，掩卷托腮，凝视明晃晃的窗外骄阳，心中依然有身处清泠幽谷里，听风低吟水叮咚，飒飒然如登仙苑之想。人生幸福莫过如此！

中医学作为祖国传统医学，为中华民族之瑰宝，历经沧桑而更显其独特魅力，具有深厚的历史和文化底蕴，中医"治未病"更在近年来，在习近平总书记关于"健康中国"重要论述的指引下，备受瞩目，日臻昌盛。正是得益于这一大背景，我们在中医"治未病"理论指引下，编写了《肥胖，健康不能承受之重——中医"治未病"来支招》一书，希望通过简明易懂、图文并茂等形式，向大众传播健康知识，科普肥胖矫正知识，期待我们的努力能对大众有所裨益。由于水平有限，书中一定还存诸多不足之处，还望海内外方家、广大读者海涵见谅，多多指教。我们感激不尽，受之虔虔。

本书编写组
2022 年中伏火伞高张时节